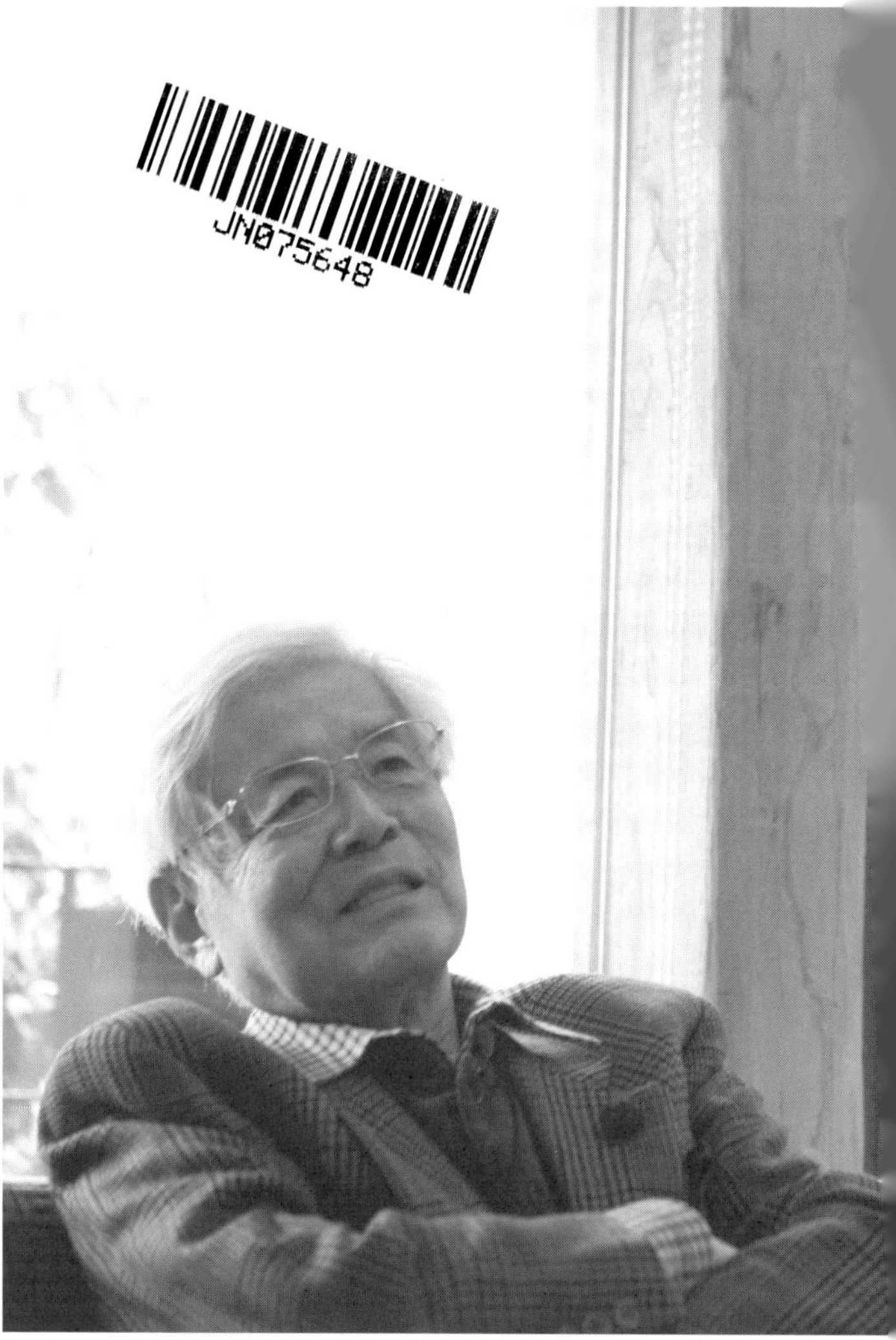

# 文庫版はじめに

小堀先生と最初に対談してから、もう数年が経ってしまった。幸か不幸か、まだ私は生きているが、生死については、この本で触れた以上にもはや言うことはない。生きるとは、日常をどう過ごすか、つまり具体的なことで、死ぬことはその一部である。大所高所から論じることではない。そんな気がする。

今は四月末になるが、このしばらくの間にも桜が咲いて、散った。西行《さいぎょう》以前からであろうか、日本では桜に託して生死を語る。

散る桜　残る桜も　散る桜（良寛）

あれこれ生死を語ってみても、どのみちおたがいさまである。

死に支度　いたせいたせと　桜かな（一茶）

そうせかされても、あえていまさらすることもない。何気ない日常があるだけである。

さすがに八十歳も半ばを越えたので、毎日草臥《くたび》れる。身体の不調を言うと、際限がなくなる。こんなものかと思って、不調を受け入れるしかない。考えることと言えば、これも体調と似たようなもので、不調に決まっている。でも長年日本語を使い続けてきたから、言葉の使い方が日常の体調とでもいうべきものになっている。

そのためか、日本語について考えることが多くなった。世間にはカタカナ語やアルファベットの略語が氾濫している。コンプライアンスなんて、いまだに何のことやら、よくわからない。「桜に託して生死を語る」。この「託す」はどう英語になるのだろうか。グーグル翻訳なら上手に訳すかもしれないが、やってみる気もしない。

日本語には「見立て」という表現がある。なんでも箱庭みたいになる。いちおう庭付きの一軒家に見立てる。具体的な事物に託して、何かを語るのが日本文化なのだ、とあらためて思う。比喩という言葉は使いたくない。抽象的かつ分類が厄介になる。直喩、隠喩、換喩などと言うと、頭が痛くなる。

今回、最初の単行書が文庫化されるということで、あらためて一文を、と要請された。昔から頼まれると断れない。断るのが面倒くさい。このところ一週間、虫の標本を作っていた。別にお金になるわけでも、誰かのお役に立つわけでもない。でも具体的である。自分の人生そのものだ、と感じながら作業をする。これが楽しいのだから、人生捨てたものでもない。

箱根の家では猫が三匹、近所をウロウロしている。黒猫、黒白、三毛である。餌場《えさば》を作って、娘の家の飼猫のあまりものをやっていたら、今日はアライグマの仔が来ていた。動作がなんとなく幼いから、子どもだとわかる。これから先、生きていくのも大変だろう、ご苦労さん、と声をかけたら、一目散に逃げていった。走るのも心持ち遅い。あれでちゃんと生きていけるのか。おかげで爺さんが曾孫の心配をしているみたいな気分になってきた。ぼちぼちこちらが危ないというのに、アライグマの将来を心配してもしょうがない。

現在の日常はこんなところである。ここまで来てしまったんだから、いまさらどうしようもない。縁側で日向ぼっこでもしようか。

二〇二四年四月

養老孟司

# はじめに

この対談はコロナ騒動の前に行われた。あの後だったら、話がかなり違っていたかもしれないと思う。この対談の主題は、死生観ということになろうかと思う。

生死はもともと具体的なもので、結論はそれぞれというしかない。ケース・バイ・ケースである。コロナで見られたように、個々の事情は現代では無視されることが多い。一種の全体主義が一般的になった。特にメディアが一致すると、どうにも動かせない状況が出現してしまう。そういう中で、個々を論じても仕方がない。

コロナによるこれまでの死者累計何人、という表現においては、個々であった生死は一という数に変更されてしまう。身内や知り合いにとって、死は一ではない。それはわかり切ったことだが、個々の死を扱うのは文学であって、いわゆる学問ではない。

対談のお相手をしてくださったのは小堀鷗一郎先生で、小堀さんは食道外科の専門医だったが、現在は末期の患者さんの在宅医療を専門としておられる。まさに個別の死と向かい合っている。私はもともとが解剖学が専門で、解剖学が扱うのは、亡くなられた人たちであり、医療という意味ではすでに手遅れである。私の場合は、死から生を見るということで、視点が普通とは逆転してしまう。その二人の対談がどういう結果になったかは、本書の読者の判断ということになる。

二〇二〇年五月

養老孟司

## 生かすための医療から命を終えるための医療へ

東京大学医学部出身の小堀鷗一郎医師と養老孟司先生は、現在ともに八十六歳。二人とも、今も現役で医療と研究に打ち込んでいます。

小堀医師は大学卒業後、外科医として東京大学医学部附属病院と国立国際医療センター（現国立国際医療研究センター）に勤務し、食道がん手術の専門として、三一九件を執刀、臨床医療の最前線を走り続けてきました。

定年退職後の二〇〇三年からは、埼玉県新座市にある堀ノ内病院に勤務し、訪問医療への取り組みを開始。訪問診療医として自らハンドルを握り、自宅で療養する患者を訪れ、診療を行います。

小堀医師は、自身の医師としての歩みを、生かすための医療から命を終えるための医療へと大きく転換しました。そこで考えたのは、患者が自分らしい死に方をするために、自分は医師として何ができるか、ということです。

訪問先では、血圧測定や採血などの医療行為だけではなく、一緒に演歌を聴いたり、漢字の読み書きを教えたり、時には、患者の飼い猫のフンの心配をすることもあると言います。

患者は、自宅で穏やかに死ぬ人たちばかりではありません。死に向き合えない末期がんの患者には「良くなることはない」ときっぱり告げ、百五歳の母を自宅で介護する七十代夫婦の疲れを察し、嫌がる患者に施設への入所を促すこともあります。

そんな日々を綴った書籍『死を生きた人びと　訪問診療医と355人の患者』（みすず書房）を二〇一八年に出版。さらに、小堀医師と堀ノ内病院の在宅医療チームの活動を記録したドキュメンタリー映画『人生をしまう時間《とき》』が二〇一九年に公開になり、死を迎えようとしている患者と家族、それに寄り添う医師や看護師たちの姿が、大きな反響を呼びました。

## 「死」と密接な関係にある二人が「死」を語る

小堀医師が、これまで看取りの現場で見てきた「死」の現実を語り合う相手として希望したのは、解剖学者の養老孟司先生です。養老先生は、大学卒業後も大学で解剖学の研究を続け、一九九五年の退官まで死体を解剖し、学生を指導してきました。

二十代の頃は、解剖のための死体を引き取りに行っていたという養老先生は、そこで人が死をどう扱うかを見てきたと言います。

研究のかたわら、執筆活動も精力的に続け、物事への理解を阻《はば》む「壁」の正体を解き明かした『バカの壁』（新潮新書、二〇〇三年）が四五〇万部を突破。専門の解剖学だけではなく、古典文学からＮＨＫ、イチローまで、幅広い見識を見事につなぎ合わせて現代社会の様式を解き明かしました。

『バカの壁』に続いて『死の壁』（新潮新書、二〇〇四年）も出版。人間にとって死とは何なのか。死体を、一人称の死体、つまり自分の死体、二人称の死体、自分にとって特別な存在である人の死体、それから三人称の死体、自分とは関係のない人の死体に分けて解説を試みています。

さらに、『身体巡礼　ドイツ・オーストリア・チェコ編』『骸骨巡礼　イタリア・ポルトガル・フランス編』（ともに新潮文庫、二〇一六年、二〇一九年）では、ヨーロッパ六カ国の墓地や納骨堂などを巡り、日本人と死の距離感を考察しました。

一方で、昆虫マニアとしても知られ、虫捕りで七十年以上鍛え続けた脚力はいまだ衰えを見せず、山を走り回っているとか。採集した昆虫を解剖して観察し、標本にする作業に熱中している姿は、幸せそのものです。

二人が取り組んできた仕事は、死と密接な関係にありました。小堀医師が訪問診療の現場で見届けた七〇〇人以上の死と、養老先生が解剖実習室で見てきた死体と、死体が物語った死。

この二人が「死」について語り合いました。外科医にとって死は敗北だったと語る小堀医師と、死は二人称として存在すると語る養老先生。それぞれの生い立ちから東大医学部での日々、外科医と解剖学者としての仕事、そしてこれからの社会の中で、死は、どんな姿を現すのか。対談は二〇二〇年二月から三月にかけて行いました。

一人一人のその人らしい死を見届けて、「死を怖れず、死にあこがれず」と言う小堀医師と、ずっと死体を扱い、人の死亡率は一〇〇%だと言う養老先生。二人は、生と死の境目を軽々と乗り越えているように見えます。ぜひ、二人の知恵に触れてください。

この本を読めば、安心して死ねるようになります。

目次

死を受け入れること――生と死をめぐる対話――



# 第一章　「死ぬ」とはどういうことですか？

# 第二章　解剖学者と外科医はどんな仕事ですか？

## 第四章 これからの日本はどうなりますか？

## 「老い」とはどういうことですか？　160



## 医者の仕事って何だろう？　172

# 第一章

# 「死ぬ」とはどういうことですか？

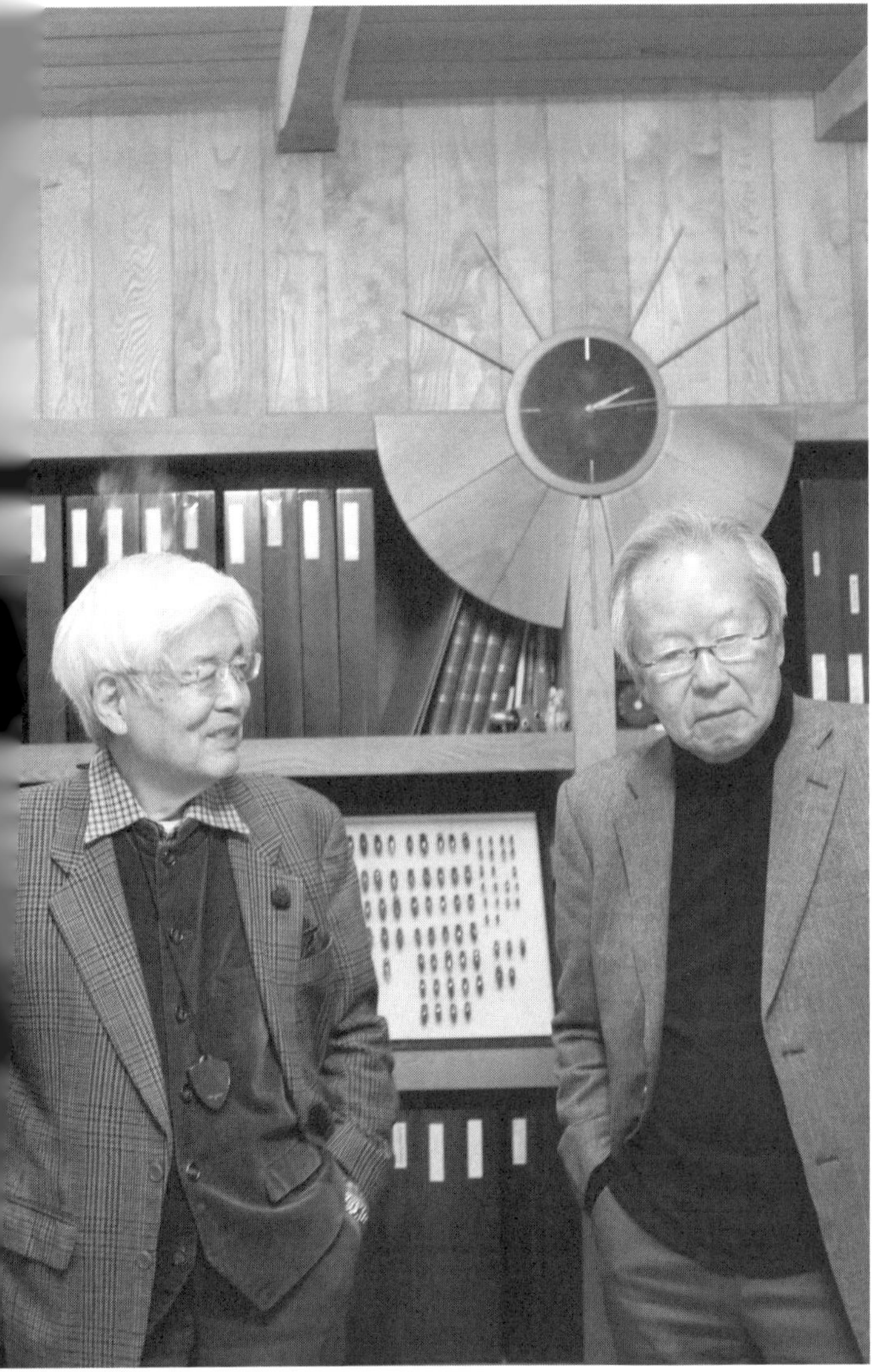

# 在宅死が当たり前ではなくなった

小堀医師が診察するのは、自宅で死を迎えようとしている人たちです。

人は、簡単に自分の死を受け入れられるわけではありません。訪問診療医として、これまで七〇〇人以上の看取りに関わってきた小堀医師は、どんなふうに患者の死を見届けているのでしょうか。

一方、解剖学者の養老先生は、これまで三〇〇〇体の死体を解剖し、人間の身体について思考を深めてきました。

養老先生にとって「死」はどんな意味があるのでしょうか。二人の対話は、自身や家族の死にも言及します。

## 病院で死ぬことが常識

**小堀**　統計を見ると、今、在宅死は一二～一三％くらいの割合です。死んだ場所で病院死の割合が減少傾向にあるのは、老人ホームや介護施設で死ぬ人が増えているから。ただ、今後、在宅死が増えるということはないでしょう。

それは、日本では病院で死ぬことが当然と考えられているから。医者も死ぬ人も、そうなんです。日本は、僕と養老先生が生きているこの十年くらいは変わらないのではないですか。

**養老**　本人の希望とは関係なく、病院で死ぬことが常識なのでしょう。僕は病院に行くのは、現代人の道理に嵌《は》め込むってことだと思っています。

病院が嫌なら行かなきゃいい。僕は女房が心配するので、仕方がないから病院に行きます。家族に無駄な心配をかけたくない。自分だけで生きているわけではないから。だけど、自分からは決して行きません。

日本は一斉に都会化してしまいました。少なくとも頭の中では。病院で生まれて、病院で死ぬとしたら、僕たちは全員仮退院中の患者です。でも病院で死ぬのは嫌。それこそ、虫捕りの最中に事故で死んだほうがマシです。

　うちの兄は奥さんが先に死んで、十年くらい都営住宅で一人暮らしをしていました。競馬友だちが来て死んでいるのを発見したのは、ちょうど大晦日《おおみそか》でした。在宅で死んで当たり前という感じですが、管理会社がうるさくて。次に借りる人が気にしないように、どういう状況で死んだかという。

**小堀**　そうですね。

**養老**　僕は、在宅死は当たり前だと

●死亡の場所別にみた年次別死亡数百分率

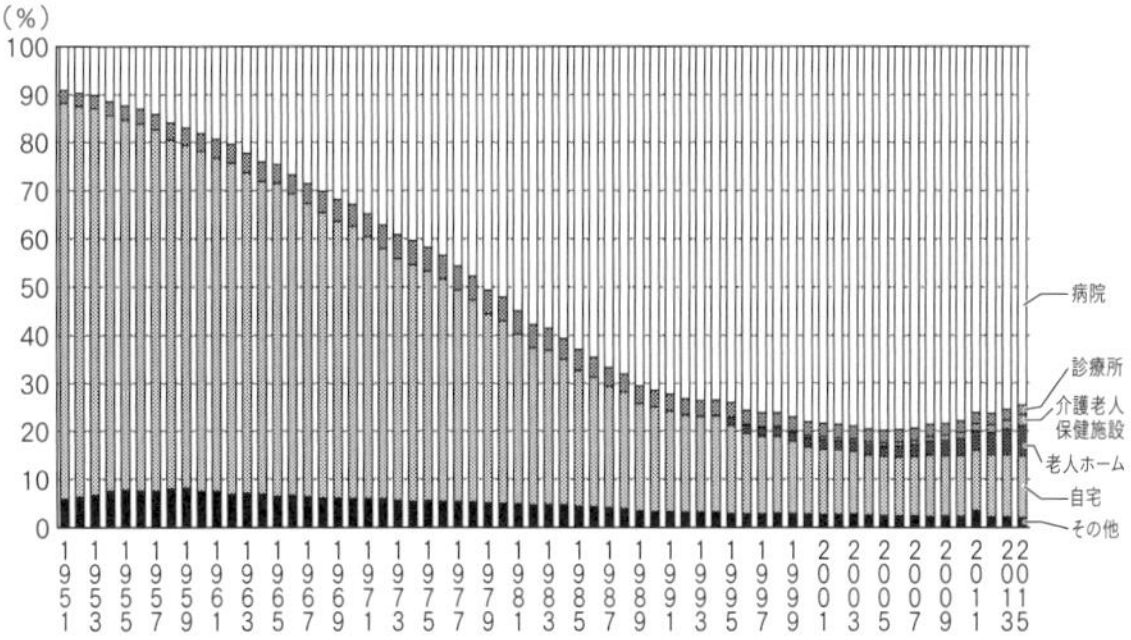


出典：平成27年人口動態調査（厚生労働省の資料「看取りに関わる状況　死亡の場所（年次推移）」〈2017年〉より作成）

思っています。単独死は都会の問題です。家族が少ないから。

僕の知り合いにも農村共同体を復活させようという人がいますが、そういうことが今は難しいわけでしょう。学校がそうなった。障害のある子たちを特殊学級（二〇〇六年より特別支援学級に改称）に入れて。僕らの頃は特殊学級はなくて、みんな一緒だった。そういう子もいるなということでおさまっていた。それを、ああいう子がいると学業の妨害だとか、そういうふうに考えるようになるのは、ある種、機能主義。人間社会全体を考えれば、障害のある人は当然います。

人工のものしか置いてない社会で育てれば、そうなっても不思議はないと思います。人工のものは全て、何らかの意味を持たせているから。だから意味のないものの存在を受け入れていないんです。

河原へ行ったら石ころがごろごろしている。その石にどういう意味があるんですか？　世界には無意味なものがたくさんあるんです。何にでも意味を求めすぎる。だからゴキブリもハエもいなくなる。

三十五億年の生き物の歴史を考えたことがないから、あんなものいらないだろうと言うんです。おまえと同じで三十五億年苦労してここまで来たんだよと。なんで人間だけ威張っているんだよ、という話です。

## その人らしい死に方とは何か

**小堀** 僕は外科医として四十年間、いろんなところへ行って手術をやりました。外科医にとって、患者の死とは手術の失敗、敗北を意味していました。結果が全ての世界ですから。定年を機に、訪問診療医の仕事に就きました。最初は並行して手術もやっていたのですが、七十歳近くになって、いよいよ手術ができなくなってきた時に、今、自分の目の前で起きている「死」は、これまで自分が感じてきた「死」とはまるで違うと感じるようになりました。

高齢者が食べられなくなってきたり、動けなくなってきたりするのを見ていて、「その人らしい死に方とは何か」と考えるようになったんです。

それぞれ個人の「あるべき」終わりがあるのではないか。マリー・ド・エヌゼルの『死にゆく人たちと共にいて』（白水社）で、フランスの大統領だったフランソワ・ミッテランが序文で書いていたように、人は、その人の生き方で死んでいく。その死に方を整えてあげようと思ったのです。

外科医の時は患者をどうやって生かそうかと考えていましたが、今は患者をどうやって死なせようかと考えるのが仕事です。最初は戸惑うところもありましたが、こういう医療をやって初めて医師としての職業を全うしたと言えると思っています。

**養老**　僕の母も兄も自宅で死にました。僕にとってはそれが当たり前です。

**小堀**　息子夫婦と五十年以上同居していた百五歳の女性から、「まだ続くでしょうか?」と聞かれたことがあったんです。「まだ続きます」と答えました。僕が最初に行った時、息子はもう七十歳を過ぎていて、お嫁さんは能面のように無表情でした。どんなにうまくいっていても嫁姑が五十年以上一緒に暮らしていれば、そうなるのも仕方がない。家族にとってももう限界のように感じました。それで僕は、「あなたはそういうことがわかるただ一人の百歳以上の人です」と言ったんです。

その後、彼女は施設に入り、そこで亡くなりました。人生最後のソフトランディングを本人や家族とともにどうするかを考えるというのが今の仕事です。

## 「命を終えるための医療」の見極め方

**養老**　すごく面白い調査があるんです。ＯＥＣＤ（経済協力開発機構）が「あなたは健康ですか？」という単純な質問を三五カ国の人にやって、日本人は三割で最低レベル（Ｐ30の図表参照）。

日本は具合が悪いって言ったほうが都合の良い社会なんです。「俺は元気だ」とか言ったら、「バカじゃないの？」と思われる。アメリカは逆です。調子が悪いと言うと、会社をクビになるかもしれないし、医者に行けと言われても、治療している間に自己破産することもあります。

**小堀**　平均寿命は延びています。この前の東京オリンピックの時（一九六四年）は百歳以上が一九〇人くらいだったけれど、今は七万人を超えています（二〇一九年九月現在。P32〜33の図表参照）。

何年か前の有識者会議では、二〇二五年に介護難民が四三万人になるという数字が出ていました。介護要員が足りないから、都内から地方へ移住したほうがいいという記事も出ていました。

**養老**　介護施設も足りなくなるでしょう。東京都の人口が増えているのは、基本的には老人の流入なんです。それ

●各国の健康状態の自己評価について

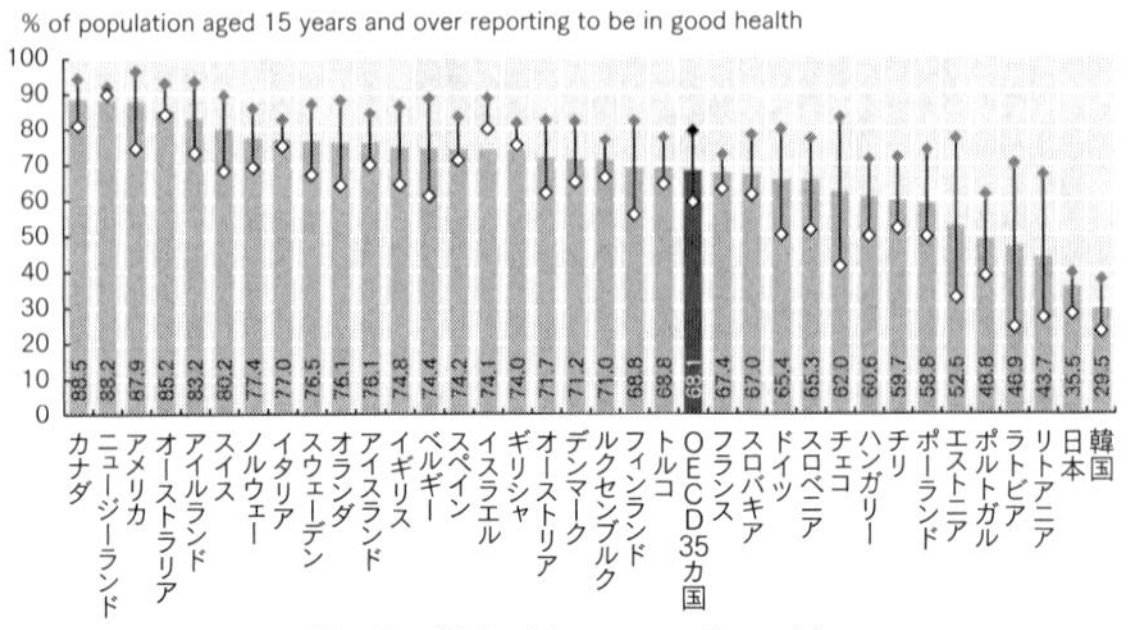


（OECD「Health at a Glance 2019」の「Adults rating their own health as good or very good, by income quintile, 2017 (or nearest year)」より作成）

は、暮らしやすいから。まず、財政的に豊かでしょう。

**小堀** 子どもが親を呼び寄せるんです。

**養老** 僕は行きたくないですね。虫が捕れないもん。ここ(箱根)だったらすぐ捕りに行けます。ずっと探していた虫が、玄関にいることだってあるんだから。

**小堀** 高齢者には無理な延命措置をしなくていいと考える医師が、不具合がある高齢の患者の検査をしなかったという事例を、親しい医師から直接聞きました。

それでは、詳しい検査をして必要な治療をやるのがいいかというと、そうとも言い切れないんです。生かす医療から死なせる医療へのターニングポイントは簡単には決められない。僕もまだ間違うことがあります。

僕の患者で、戦前に女優をしていた女性がいました。彼女の部屋には全盛期のブロマイド、ヒョウ柄のミニスカート、ハイヒールで闊歩していた若い頃の写真がたくさんかけてあります。まさにセピア色の世界。

| | | | | | | |
|---|---|---|---|---|---|---|
| 2 年 | 680 | 2,618 | 3,298 | 79.4 | 75.92 | 81.90 |
| 3 年 | 749 | 2,876 | 3,625 | 79.3 | 76.11 | 82.11 |
| 4 年 | 822 | 3,330 | 4,152 | 80.2 | 76.09 | 82.22 |
| 5 年 | 943 | 3,859 | 4,802 | 80.4 | 76.25 | 82.51 |
| 6 年 | 1,093 | 4,500 | 5,593 | 80.5 | 76.57 | 82.98 |
| 7 年 | 1,255 | 5,123 | 6,378 | 80.3 | 76.38 | 82.85 |
| 8 年 | 1,400 | 5,973 | 7,373 | 81.0 | 77.01 | 83.59 |
| 9 年 | 1,570 | 6,921 | 8,491 | 81.5 | 77.19 | 83.82 |
| 10年 | 1,812 | 8,346 | 10,158 | 82.2 | 77.16 | 84.01 |
| 11年 | 1,973 | 9,373 | 11,346 | 82.6 | 77.10 | 83.99 |
| 12年 | 2,158 | 10,878 | 13,036 | 83.4 | 77.72 | 84.60 |
| 13年 | 2,541 | 12,934 | 15,475 | 83.6 | 78.07 | 84.93 |
| 14年 | 2,875 | 15,059 | 17,934 | 84.0 | 78.32 | 85.23 |
| 15年 | 3,159 | 17,402 | 20,561 | 84.6 | 78.36 | 85.33 |
| 16年 | 3,523 | 19,515 | 23,038 | 84.7 | 78.64 | 85.59 |
| 17年 | 3,779 | 21,775 | 25,554 | 85.2 | 78.56 | 85.52 |
| 18年 | 4,150 | 24,245 | 28,395 | 85.4 | 79.00 | 85.81 |
| 19年 | 4,613 | 27,682 | 32,295 | 85.7 | 79.19 | 85.99 |
| 20年 | 5,063 | 31,213 | 36,276 | 86.0 | 79.29 | 86.05 |
| 21年 | 5,447 | 34,952 | 40,399 | 86.5 | 79.59 | 86.44 |
| 22年 | 5,869 | 38,580 | 44,449 | 86.8 | 79.55 | 86.30 |
| 23年 | 6,162 | 41,594 | 47,756 | 87.1 | 79.44 | 85.90 |
| 24年 | 6,534 | 44,842 | 51,376 | 87.3 | 79.94 | 86.41 |
| 25年 | 6,791 | 47,606 | 54,397 | 87.5 | 80.21 | 86.61 |
| 26年 | 7,586 | 51,234 | 58,820 | 87.1 | 80.50 | 86.83 |
| 27年 | 7,840 | 53,728 | 61,568 | 87.3 | 80.79 | 87.05 |
| 28年 | 8,167 | 57,525 | 65,692 | 87.6 | 80.98 | 87.14 |
| 29年 | 8,192 | 59,579 | 67,771 | 87.9 | 81.09 | 87.26 |
| 30年 | 8,331 | 61,454 | 69,785 | 88.1 | 81.25 | 87.32 |
| 令和元年 | 8,463 | 62,775 | 71,238 | 88.1 | ― | ― |

（注１）百歳以上高齢者数は、住民基本台帳による報告数　（注２）海外在留邦人を除く
（注３）令和元年９月５日時点で都道府県・指定都市・中核市から報告があったものを集計
（資料）平均寿命は、厚生労働省政策統括官付参事官付人口動態・保健社会統計室「平成30年簡易生命表」より

（厚生労働省プレスリリース〈2019年９月13日付〉資料の「令和元年百歳以上高齢者等について」より作成）

## ●男女別百歳以上高齢者数の年次推移

百歳以上の高齢者の数は、老人福祉法が制定された昭和38年には全国で153人でしたが、昭和56年に千人を超え、平成10年に1万人を超えました。平成24年に5万人を超え、令和元年は71,238人（前年比+1,453人）です。

また、百歳以上の高齢者のうち女性は62,775人（全体の約88%）です。

| 年 次 | 男 | 女 | 計 | 女性の占める割合 | 平均寿命 | |
|---|---|---|---|---|---|---|
| | | | | | 男 | 女 |
| | 人 | 人 | 人 | % | 年 | 年 |
| 昭和38年 | 20 | 133 | 153 | 86.9 | 67.21 | 72.34 |
| 39年 | 31 | 160 | 191 | 83.8 | 67.67 | 72.87 |
| 40年 | 36 | 162 | 198 | 81.8 | 67.74 | 72.92 |
| 41年 | 46 | 206 | 252 | 81.7 | 68.35 | 73.61 |
| 42年 | 52 | 201 | 253 | 79.4 | 68.91 | 74.15 |
| 43年 | 67 | 260 | 327 | 79.5 | 69.05 | 74.30 |
| 44年 | 70 | 261 | 331 | 78.9 | 69.18 | 74.67 |
| 45年 | 62 | 248 | 310 | 80.0 | 69.31 | 74.66 |
| 46年 | 70 | 269 | 339 | 79.4 | 70.17 | 75.58 |
| 47年 | 78 | 327 | 405 | 80.7 | 70.50 | 75.94 |
| 48年 | 91 | 404 | 495 | 81.6 | 70.70 | 76.02 |
| 49年 | 96 | 431 | 527 | 81.8 | 71.16 | 76.31 |
| 50年 | 102 | 446 | 548 | 81.4 | 71.73 | 76.89 |
| 51年 | 113 | 553 | 666 | 83.0 | 72.15 | 77.35 |
| 52年 | 122 | 575 | 697 | 82.5 | 72.69 | 77.95 |
| 53年 | 132 | 660 | 792 | 83.3 | 72.97 | 78.33 |
| 54年 | 180 | 757 | 937 | 80.8 | 73.46 | 78.89 |
| 55年 | 174 | 794 | 968 | 82.0 | 73.35 | 78.76 |
| 56年 | 202 | 870 | 1,072 | 81.2 | 73.79 | 79.13 |
| 57年 | 233 | 967 | 1,200 | 80.6 | 74.22 | 79.66 |
| 58年 | 269 | 1,085 | 1,354 | 80.1 | 74.20 | 79.78 |
| 59年 | 347 | 1,216 | 1,563 | 77.8 | 74.54 | 80.18 |
| 60年 | 359 | 1,381 | 1,740 | 79.4 | 74.78 | 80.48 |
| 61年 | 361 | 1,490 | 1,851 | 80.5 | 75.23 | 80.93 |
| 62年 | 462 | 1,809 | 2,271 | 79.7 | 75.61 | 81.39 |
| 63年 | 562 | 2,106 | 2,668 | 78.9 | 75.54 | 81.30 |
| 平成元年 | 630 | 2,448 | 3,078 | 79.5 | 75.91 | 81.77 |

それに囲まれながら、つまり自宅で死ぬというのが彼女の希望だったので、彼女の最期の時のために手筈《てはず》を整えたんです。合意書も作成しました。

ところが、ある日ヘルパーさんが自宅に行くと、本人は居間で倒れていたのですが、ドアに鍵がかかっていて入れなかった。当然の推移で、駆け付けたレスキュー隊に病院に運ばれてしまったんです。僕が見舞いに行くと、ちゃんと色を合わせた洋服を着て、お化粧してピンピンしていました。

自宅に戻りたがるかと思ったのですが、病院で口内炎を訴えたら、担当医が指を口の中に入れて軟膏を塗ってくれたことに感激して、そのまま病院に入院することになりました。

それから二年三カ月が経ちましたが、現在は、老人ホームできちんと化粧をして生きています。

僕はあの時、「死なせる医療」のターニングポイントを間違っていた。彼女はまだ人生を享受しています。そういうものなんです。

**養老**　頭で考えるだけではわからない。

**小堀** そうなんです。自宅の介護態勢を整えたら幸せになるかというと、それもまた簡単にはいかない。かえって堅苦しいこともあります。

寝たきりではあるが、すごく明るくて、元気に暮らしていた女性が、介護ベッドになって、入浴サービスを始めて、スタッフが来ると、「もう嫌だよ、嫌だよ、もう来ないでよ」と言う。

こちらがいいと思ってやったことでも、ご本人は望んでいなかったということがあるんです。その女性は、ずいぶんと暗い表情になってしまって、結果としては、不幸な高齢者を一人作りました。

**養老** それに近いと思うのは『リスボンに誘われて』という映画です。原作の『リスボンへの夜行列車』は哲学者が書いた小説です。死んだ主人公の医者の人生を追いかけるという話ですが、独裁政権下のポルトガルで、秘密警察のボスが診療所の目の前でテロに遭って、瀕死の重傷になって、主人公の病院に担ぎ込まれてくるんです。彼はレジスタンスのメンバーでしたが、医者だから治療する。そして仲間たちから白い目で見られる。

あれは、医療の問題をそのまま描いています。僕もよく、若い時にこう思いました。ヒトラーを治療するのは、いいのかどうかと。医療は、そういう善悪で語れることではないですね。

**小堀**　目の前にいる患者は、治療せざるを得ない。

**養老**　それは、医者とは関係がないことで決まっています。医者がそこまで入り込んではいけない。それは一種の専門性を持つ職業で、なんて言ったらいいかな。

**小堀**　聖職。

**養老**　そうですね。古くから、お医者さんは「ケース・バイ・ケース」と言っていましたね。状況次第なんです。

**小堀**　それをわかっているのは、かかりつけ医です。四年、五年と診ている患者が、手洗いで座り込んで立てない、ものが食べられないとなった。そういえば一年三カ月前にも同じことありましたね、と。それで、奥様やご家族に、「詳しい検査をしますか？」と聞く。ただ、家族も本人が嫌がるかどうかということをわかっている。

**養老** だいたいわかっているということですね。ぼちぼちがいいと思っているか、なんとかしてくれと思っているか。

**小堀** 「生かす医療」から「死なせる医療」へのターニングポイントというのはそういうふうにして決まるものなんです。家族の意向もあるでしょう。だから難しい。

## 「死」のガイドラインは必要か

**養老** 今はそれをマニュアル化しようとします。あれは、はたで見ているやつがラクしようとしているだけです。生死の問題はマニュアルではいけない。一人一人の人生が違うんだから。その都度の判断しかあり得ない。

**小堀** ガイドラインを作らないと、学会としての存在価値がないと考えているような節もあります。

**養老**　それよりも、現場でそれぞれのことで苦労してもらいたいですね。それぞれのケースで、それを自分で判断して、人間だから間違うことも当然あります。昔は経験が重視されたんです。具体的なケースをいくつも知っているから。

**小堀**　例えば、胃がんの手術で、このぐらい進んでいる胃がんはどれくらいの範囲をどこまで手術するかとか、そういうガイドラインならいいと思うんです。だけど、それを死のところに持ってくるのがいけない。九十五歳以上の人には延命治療はやめて維持療法だけにすべきだ、という医師の発言を雑誌で読んだ記憶があります。延命はやめると言っても、肺炎を治すのだって延命です。

延命は嫌だ、胃ろうは嫌だ、人に迷惑をかけたくない、と通念的なことを言うだけでは解決しません。「延命か維持か」と簡単に割り切れるものではありません。

今まで診ていたかかりつけ医と本人と家族との協議でやる微妙な世界なのです。担送先の救急病院の医師が、九十五歳だから延命はやめて、維持療法で、とりあえず必要な水分だけ与えればいいなんて言ったら、そうしておけばいいということになってしまいます。もう百歳だから病院に入れるのはやめよう、とか。それでも生きたい人もたくさんいるでしょう。

**養老** 九十四歳と三百六十四日だったらどうするんだろう。ちょっと一日待ちましょう、様子見ましょうと。

**小堀** そういう話ですよ。

# 死んだら人間ではなくなるのか？

## 会話から希望の死に方の糸口を見つけていく

**養老**　若い頃に精神科の病院で仕事をしたことがあるんです。精神科では、患者が死んでも遺族が悲しんでいる様子はあまり見かけませんでした。

朝の二時に、「亡くなられました」と患者の家族に電話をしたら、そういう話は明日にしてくれと電話を切られてしまう。その患者が、家族にとっていかに迷惑だったかということです。

解剖学では、ずっと死んだ人を相手に仕事をしていましたが、遺族が死んだ人をどう扱うかは、解剖が終わった後に、お骨を引き取る態度でわかります。引き取りたくない人もいるんです。

**小堀** 家族にはいろいろありますね。訪問先に糖尿病の患者さんがいて、時々血糖値を測ったり採血して、薬を変えたりしています。そこでは、さらにやることがあって、一緒に村田英雄の『夫婦《めおと》春秋』を聴くんです。八十九歳のおじいさんは、それを聴くといつも泣いてしまいます。

若い頃、その人は奥さんと二人で八百屋をやってお金を貯めて次は自転車屋を始めた。それで風呂から海が見える別荘を建てたんだそうです。隣で奥さんが「やっぱりやればできるんだね」とニコニコしています。

そこの家に行くと、奥さんの若い頃の写真を見せられるか、一緒に『夫婦春秋』を聴くか。時期が来れば、奥さんには「そろそろ終わりだね。もう十分、手を尽くしたよ」と僕が言わないとおさまらないでしょう。今、僕がやっているのは、そういう医療なんです。会話がなかったら治せません。

## 人は死を受容できますか？

**小堀**　自分自身の死をどう受け入れるか、死を目前にして、誰もが死を覚悟しているかというと、これもまた人それぞれです。積極的に治療を受けたがる人もいます。それは、「自分はまだ死なない」と思いたかったのかもしれない。

死を正視できなくてそういう言動になったという見方もできますが、本人に確かめることはできません。静かに受け入れる方もたくさんいらっしゃいます。本人は静かに受け入れても奥様が受け入れないこともありますし、全て違うんです。

**養老**　やはり、人間のそういう情動はややこしいですね。僕らの怒り、情動には、扁桃体《へんとうたい》が絡んでいて、旧皮質でどこがどう働いているかはわかっているんです。最近はもっと進んで、非侵襲性（身体を傷つけない、または負担をかけない）の脳機能測定ができるようになったら、一定の答えが出なかった。

つまり、怒っている時の人間の脳は、みんな同じことが起こっていると思うんだけど、同じ怒るのでも、実はいろいろで、むしろバラバラだということがわかったんです。

女房と夫婦喧嘩している人と、安倍はけしからんと言っている人の脳では違うことが起きている。だから、調べたら振り出しに戻ったんです。一般化できるかと思ったらそうではなくて、人それぞれだということがわかった。

**小堀** 怒りには共通性がないということがわかったと。

**養老** 人によっていろいろだというのが確認されたことが、僕は面白いと思って。共通性があるんじゃないかと研究を進めてきたけれど、そういうことでは簡単にはおさまり切らない。

もっと追究すればわかると学者は言いたがるでしょうけれど。

## 在宅死は理想の死か

**小堀** 人それぞれというのは、患者だけではなく訪問診療医でもそうです。僕はあまり深刻にはなりません。百五歳の女性を、娘が一人で面倒を見ていて、お母さんの食べる量と娘の食べる量が完全にパラレル、つまり、お母さんが食べないと自分も心配で食べられないと言うんです。

お母さんの世話をしている彼女も七十歳を過ぎていると思うのですが、お母さんもいずれ食べられなくなる時が来る、と伝えます。患者のご家族が機嫌を悪くするから、言わないようにすることもあるのですが、普段から伝えていれば、最期が来た時に深刻にならないで済むということもあります。

在宅死は理想的な死かというと、必ずしもそうではありません。人によって全く違いますから。病院で死にたいという人もいるんです。病状はあまり関係がなく、死ぬ時にどうかという話です。

独居の場合と、ご家族で暮らしている人とでは違います。退院して帰る人が、死ぬ時はここ（病院）に戻してください、と言う。つまり、例えば、東大病院で死にたいという、そういう価値観もあるんです。価値観が何であれ、僕は本人や家族の希望を尊重するようにしています。

**養老** 僕が一番大事だと思うのは、残された人、家族が十分に手を尽くしたと思えるかどうか、だと思うんです。病院に入れたいというのも一つの選択肢だと思います。東大病院みたいなところは特にそうです。病院でダメだったんだから、という言い訳ができますから。それを自分で看る、自宅で看護するというのは、日本の世間の中では相当の覚悟がいるんじゃないでしょうか。

## 病院で死にたくない

**小堀** 僕の母親は八十八歳で亡くなりました。その少し前から食べられなくなっていたのですが、医者嫌い、病院嫌いだったから、病院には絶対に行きたくない。医者の僕にも会いたくなかった。

結局、僕の同級生でうちにもよく遊びに来ていた友人の病院ならいいということでようやく入院が決まったのですが、病院から迎えが来た日の朝、僕が父親のために届けた薬と朝刊を手に持ったまま玄関のたたきで冷たくなっていました。彼女が望んでいた通り、医者の手にかからずに死んだのです。

姉が言うには、身体に打ち傷があったらしく、日常的に転倒したりして、かなり具合が悪かったんだろうと思います。

**養老**　うちの母も入院したくないと言っていました。母のことは僕の同級生が診てくれていて、同級生は僕と意見が一致していたんです。

それは、必要以上に調べないということ。調べるとまたあれこれいじることになりますから。自宅で死にましたが、前の晩は元気で、朝になったら、という。解剖する必要もない。九十五歳でしたから。

実は、その五年前にも一度倒れたんです。それで、兄と姉と僕と三人で相談して、姉は入院させようと言ったのですが、母はしたくないと。僕は、どちらかというと母の希望を聞いてやりたかった。だけど、それで誰かが迷惑するのもどうか、と思いました。その辺が難しいところです。誰が面倒を見るかとなった時、兄が無職だったこともあり、兄が見るということになりました。

ところが、母が一年後には歩き出したんです。みんなダメだと思っていたのに、母に騙されたんです(笑)。

僕たち子どもがだんだん、面倒を見なくなるから自分で動くようになった。それで、「お袋、起き上がったよ」と姉に言ったら、姉は「ほら、ごらんなさい。あの時入院させておけば、今頃、死んでるのに」と。

母はいろいろと思い通りに生きてきた人だから、姉にしてみれば、もういいだろうと。

**小堀** 人間の心理ですよ。結果が前もってわかるわけではないから。いい結果に出ただけで逆のこともあります。

**養老** 亡くなったのはその五年後です。生死に関してうちの家族はドライといろうか、割り切っていましたから、あまりぐちゃぐちゃしませんよね。死んだ人は生き返らないし。

**小堀** 僕の父親は九十六歳まで生きたけど、元気でしたね。母親は父親より四カ月ほど早く亡くなって、「どこ行った?」って、母親が死んだのがわからない時もありました。僕は隣に住んでいたので、夜、見に行くんですよ。父親の寝室に小さな窓があってそこから覗いて無事を確認する。

ある朝、ポータブルのお手洗いのところで倒れていました。友人の病院で調べたら、脳梗塞で脳が半分ぐらいやられていましたが、放っておこうということになり、人工呼吸器はつけないで、そのまま点滴だけしてもらって、三日後に亡くなりました。安らかでしたよ。

## 死の定義とは？

**養老**　うちの母親は、調べていないので死因はわかりません。今の人たちは、すぐに説明が必要だと言うのですが、そもそも、科学的に死を定義するのはとても難しいんです。「臓器移植法」の議論を見ればわかります。

死んでいるのにヒゲが伸びることもあります。人間の細胞が全て死んだかどうかを確かめることはできないんです。

一般的には自発呼吸が止まって、心拍が止まり、瞳孔が開いた状態を「死」

と言います。死の三兆候と言われていますが、そうやって決めておかないと、社会の物事がうまく運ばないから、決めているだけです。

**小堀**　なるほど。僕は、「老衰って何ですか？」と聞かれると、厳密な意味で老衰による死というものはありません、とお答えしています。調べないから、老衰になっている事例もあるでしょう。

九十八歳の人が、ある日食べられなくなって、トイレで立ち上がれなくなった。それで病院に入院したら、若い医者が、もうお年ですからとあまり詳しく調べないで、維持療法の点滴だけやっている。それを見た娘がほかの病院に連れていってCTを撮ったら肺炎だということがわかり、抗生物質を六日間投与したら回復して、自宅でまた手洗いに行けるような生活に戻った。

高齢になると、症状のない、つまり咳や痰が出ない、呼吸も苦しそうではない肺炎があるんです。だから調べないとわからない。

ところが、医者に「意味のない延命はやめよう」という考えがあると、まだ回復の余地があるのに、十分なケアをしない事例も出てきます。

振り子のようなもので、老人への過剰なケアを否定すると、逆に大きく振れてしまうこともあります。そういう例はそこら中にあるでしょう。純粋な老衰による死は、僕はほとんどないと思うんです。

**養老**　そうですね。最期は、細い糸で吊っているようなものなんです。一本切れると全部切れるという感じでしょう。解剖をしていると、これでよく生きていたな、と思う人もいます。

CTで調べるかどうか、これは完全に状況によります。際限がないんです。

**小堀**　がんの末期の患者で、家族から「どうしても助けてくれ」と言われて、全身が点滴の管だらけで、患者にとって苦しい最期を迎えることもあります。

**養老**　確かにそれは、体内に水が溜まって呼吸が苦しい。少しでも長く生きていてほしいと思って手を尽くすこともあるでしょうけれど、独居で、本人もそれほど長く生きていたいと思っていないとしたら、どうでしょう。うちの母なんかは死ぬ少し前から、「まだ迎えが来ないんだよ」とよく言っていました。

## 終末期の医療の難しさ

**小堀**　食道がんの患者の中には、手術はやめて、放射線科に回されることがあるんです。だけど、一九八〇～九〇年代は例えば八十歳の人に放射線をかけたら、そこで人生は終わってしまう。ご飯が食べられなくなり、髪の毛も抜けて、寝たきりになってがんも治らないまま死ぬというのが一つのパターンとしてありました。

それで僕は放射線科の病棟に行って、そのような患者に僕が手術してやるよ、と言うことがありました。手術をすれば飯が食べられるようになりますよ、と。それであるおばあさんが手術をした後、ちゃんと食べられるようになって、自分の家に帰れるようになった時に「僕にも面子《メンツ》があるから一年は生きてちょうだいね」と言ったんです。

そうしたら、彼女は三百六十五日目に死んだんです。別の病院だったので僕は知らなかったのですが、予後調査で調べたらそうでした。

**養老**　全くそれと同じ例が、ヴィクトール・E・フランクルの『夜と霧』（みすず書房）に書かれています。

ある被収容者が、自分は三月三十日に解放されるという夢を見たのですが、戦況からいって、まるでその気配がない。その人は三月二十九日に高熱を出して倒れて三十日に意識を失い、三十一日に発疹チフスで死ぬんです。そういうギリギリのところでは、気持ちが影響するんです。

**小堀**　僕は基本的には、医者は患者を生かすべきだと思っているんです。老人の終末期は、がんの末期患者とは違う難しさがあります。つまり、ターニングポイントの判断が難しい。

「生かす医療」から「死なせる医療」への転換、すなわち「ターニングポイント」、治癒の可能性をどこでどう見極めるのか。僕は臨床医としての経験が長かったからかもしれないけれど、やはり肺炎は肺炎として治すべきだと思います。

ある男性が、お母さんから「もしもの時は、何もしないで死なせてくれ」と言われているけれど、そうすると、自分は警察に尋問される羽目にならないのか、と言っていたのですが、息子の立場なら、それを医者に伝えればいいでしょう。医者が何もしないわけにはいかないんです。

死に至るプロセスは人それぞれです。死ぬ数日前から食べられなくなる人もいれば、その前日まで自分で手洗いに行って、お風呂に入れる人、ずっと意識不明でほとんど寝たきりの状態が一カ月ぐらい続く人……と本当に千差万別ですから。

## 死は常に二人称で存在する

**養老**　僕はもともと、死んだ人と生きている人をそこまで区別して考えていませんでした。

これまでに何度も書いたり話してきましたが、四歳の時に親父が死んだのを目の前で見ていますが、やっぱり受け入れがたいんです。子どもにとっては理不尽でしょう。

うちは異父兄弟で、兄と姉の父親は別の人でしたから、自分の父親だけ死んでいるのは納得がいかなかったんです。

**小堀**　死因は結核ですか？

**養老**　そうです。僕の中で、父は長い間生きていたんです。

人は死にますが、受け止める側にとっては簡単に死ぬわけではありません。だから一周忌や三回忌をやるんです。それで、死んだ人のことをだんだん忘れていることに気づきます。忘れてはいけないということではなくて、だいぶ忘れていることに気づく。それでいいんですよ。覚えている人はそれで慰められます。そうやって死んだ人を大切にしているんです。法事に意味がないわけではないのですが、今はお坊さんですら、その意味がわからなくなっています。

死は常に二人称として存在します。一人称の死というのは自分の死ですが、自分の死は見ることができませんから、存在しないのと同じです。その体験を語れる人はいません。三人称の死は、自分とは関係のない人の死です。そういう三人称の死は、死体を「もの」として扱うことができます。死が自分に影響を与えるのは二人称の死だけです。

死の社会的な意味合いは大きい。だから要件を決めて判定しようとします。例えば、高齢の政治家が死んだと聞いても、もう死んでもいいよな、と思うのは、社会的意味合いとしてです。

この前、土曜日にぶらぶら歩いていたら「養老さんじゃないですか」と学生が近づいてきて。何かと思ったら「まだ生きていたんですね」「もう歴史上の人物ですよ」と言われました。彼にとって僕は三人称ですから、生きているか死んでいるかはどうだっていいんです。

## 「死」をタブー視する現代

**小堀** 医療の現場で、初めて死に直面した時も動揺することはありませんでした。もともと東大には、ほかの病院で手に負えないような難しい患者が来ます。外科医は、その人の食道がどういう形をしているか、手術がやりにくいかやりやすいか、そういう目で観察する必要があります。僕はずっとそういう世界に生きてきました。

でもここ十五年は手術をしなくなって、終末期医療の現場に入って、一人一人の感じ方、家族関係や経済状況などいろんなことを考えるようになったんです。

**養老**　僕は解剖で、遺体を引き取りに病院の霊安室に通うのが仕事でしたから、お医者さんが死んだ患者さんに対して冷たいというのは、よくわかるんです。病院にとって霊安室は具合の悪い場所で、死んだ人は裏切り者としてそこに置かれていると感じていました。

一番印象に残っているのは、関東のある病院で、大晦日に亡くなられた身寄りのない患者さんの遺体を、元旦に引き取りに来てくれ、と言われて行ったんです。

屋上に霊安室があって、そこに一人で行かされて、遺体を棺《ひつぎ》に入れて、屋上から四階へ降りて、そこからエレベーターで一階に降りて、出ようとしたら、婦長さんが必死で走ってきて、元旦に病院の正面玄関から死んだ人が出ていったら具合が悪いでしょうと言うんです。

「どうすればいいんですか?」と聞いたら、四階に戻って、非常階段があるからそこから降りてほしいと言われました。棺を担いで非常階段を降りるってそんなにたやすくできることではありません。死んだら最後、裏切り者だとよくわかりました。

**小堀** 死は忌むべきものであるということですね。今の仕事を始めてから知ったのですが、借家の場合、自宅で死なれるのを嫌がる家主もいます。死ぬ時は病院に行ってほしいと。

**養老** そうです。今は、「死」が当たり前ではなくて異常なこととして扱われるから、かえって常識がわからなくなっています。日本では、死んだら人間ではなくなるんです。

**小堀**　「死」をタブーと考えるからですね。

**養老**　解剖をやっていると、亡くなった方も人だ、ということが通じないとよくわかります。死んだ人は特別だと思っているから、大事にしようとするとやたらと大事にしないといけないし、忌むべきものだとしたら、扱いがぞんざいになる。うんと持ち上げるか、うんと下げるかどちらかなんです。

僕は、口がきけない、動けない、そういう患者さんと同じ扱いをすればいいと思っています。患者さんが口をきけないからといって蹴っ飛ばしていいということはないでしょう？　僕はそこに差がないという意見です。

日本の文化は、死んだ人をかなりはっきりと差別しています。警察の隠語で、殺人事件の被害者を「ホトケ」と呼びます。水に溺れて死ぬと「どざえもん」。そうやって勝手に呼び方を決めて差別する。

自分の親しい人や身内の遺体を「ホトケ」とは呼びません。死体が不吉だという感覚は仕方がないのですが、近親者にとってはそうではありません。言ってみればその人たちにとってはまだ死んでいないんですから。

ブータンでは、大蔵経《だいぞうきょう》を山の上のお寺まで運ぶ時、大変な行列になるんです。鳴り物入りで、馬が三頭で引く馬車に乗せます。これは、お釈迦様が生きていたらこうするというやり方でやるとされているから。

**小堀**　そういえば、養老先生は著書でこう書いておられましたね。

解剖学の教官になって、学生に解剖させる時に、四人で一体の解剖を何カ月もかけてやるのですが、たまたまある遺体のところに小さな花が生けてあった。「これは何だ」と尋ねたら、その四人の中の誰かが用意した、とそんなエピソードを書いていらっしゃいましたが、そういうことですね。

**養老**　そうです。そこで、遺体が人に戻るんです。

# 自分の「死」について考えますか？

## 死亡率一〇〇％だから安心できる

**養老**　「どういう死に方を望みますか？」と聞かれることがあるんです。いつも、「知ったこっちゃない」と答えています。いろんな生き方、死に方があるべきです。今はそれをなぜか知らないけど、一般の普遍性に乗せようとします。だから、一人一人の生き方がかえってつらくなったり、面白くなくなったりしてしまったんです。人に迷惑をかけるのは問題ですけど、一度しかない人生ですから、適当な範囲でいいんじゃないでしょうか。自分の死に方なんてコントロールできません。人はいつか死ぬ。死亡率一〇〇%。だから安心できるんです。

**小堀** 僕も自分の死について深刻に考えたことはありません。ポール・クローデルというフランスの詩人は、子どもたちに、「自分は死ぬから隣の部屋へ行ってくれ、自分一人にしてくれ」と言っていたそうです。僕もそれだけの気力が残っていればそう言いたいですね。子どもに見守られたいとは思いません。子どもだって親が死ぬのを見たくないのではないでしょうか。

僕自身、自分の親が死ぬところは見ていません。親の死に目に会えないことを、親不孝のように言うこともありますが、それは日本の固定観念、美的観念でしょう。

**養老** 七十代になった頃、死について考えることがあったんです。ドイツやオーストリア、イタリア、フランスと墓巡りをして、それで、これは考えても無駄だという結論になりました。

僕の死は、自分にとってではなく家族にとっての問題なんです。僕は死んでいる。何もできない。家族は生きている。だから委ねる。

常に死は二人称だから、僕のお墓は女房が勝手に決めればいい。それで初めて人に委ねるということがわかってきます。僕が海外へ虫捕りに行って、そこで死んだら家族に迷惑をかけることになるでしょう。女房に何かあれば、僕が見送ります。そこはお互い様です。だから委ねるんです。これは人間関係の根本だと思っています。

「こういう死に方はみっともない」とか、「死ぬ前に準備をする」とか、そんなことを考えても無駄です。

僕がこう考えるのは、解剖の経験も関係しています。若い頃、死体を引き取りに行って、いろいろな死があることがわかりました。家族との関係もそうです。死ぬ時はどうしようもない。それをわざわざ考えて不安にならなくてもいいんです。死を自分の問題と錯覚している人が多いのですが、本人には問題ではありません。だって死んでしまうんだから。

## 自分は死なないと思っている

**小堀**　あるがん末期の患者のところへ、いつも診察している医者の代わりで診察に行ったことがあるんです。僕が訪問するのは、死への準備を始めている人たちで、その人もかなり衰えていたのですが、本人も看病しているお母さんもどこか吹っ切れていないように感じました。病院に入っていたほうが良かったんじゃないか、とか、まだ治ると思っているんです。それでは、どういう死に方がしたいのかを考えることはできません。

それで僕は、この病気はもう良くなるということはないということを言ったんです。今の僕の仕事はそういうことです。あれで二人は吹っ切れたんじゃないか、と言ってくれた人もいました。

アルコール依存症の人がウイスキーをがぶ飲みして死んだり、ニコチン依存症の人がタバコを買いに行く途中で死んだりということもあります。彼らがしっかりと死に備えたほうが良かったのかどうかは、わかりません。ずっとその日暮らしをしてきて、そんなことはこれまで全く考えたことがないという人だってたくさんいます。それはそれでいいと思うんです。そんなに全てうまくはゆきません。

**養老**　僕が東大を退職する時に、「不安はないのか」「今後の計画はあるのか」と聞いてくる人がいたので、「自分はどういう死に方をするのか、計画はあるか？」と聞き返したら、怪訝《けげん》そうにするんです。

そういう人は、「自分は死なない」と思っています。その人の日常に、自分の死は存在していないということです。

僕の知り合いの家の庭にケヤキの木があって、秋になると枯れ葉が落ちる。すると、近所のコンビニの店長が「汚いから片付けろ」と怒鳴り込んできて困ったよ、と言うから、「おまえが死んだら自分の死体をどうするか、考えている？」と聞いたんです。

だけど、そんなことはまるで頭にない。自分の死は存在していないこととして扱っています。「自分がどうやって死ぬか」に興味を持つことはあっても、今のうちに準備できることはしようとはしないんです。

**小堀** 養老先生の何かの記事の中で一番印象に残っているのは、「人間には意識している世界と無意識の世界がある」と。要するに、意識しているものが全てだと思っているから、意識できないものとかわからないものに対しては目を背けるようなところがある。死についてもそうですね。

## 身体はよく知っている

**小堀** 何年か前に、手話を使って言葉を理解できるゴリラのことが話題になりました。彼女は手話で、死とは苦痛のない世界だと理解していたと言われています。

**養老** お釈迦様のような。

**小堀** でも、ゾウムシだって死を理解しているかもしれません。表現できないだけで。

**養老**　意識はあります。

**小堀**　セミが七年くらい土中にいて、そこから出てきて交尾して数時間で死ぬ。それは明らかに意識があるわけでしょう。

**養老**　客観性は持っていないでしょう。自分たちがどれくらい生きるかはわかっていません。

**小堀**　象は自分が死ぬ時は墓場に自分で行きますから。

**養老**　猫もそうですね。

**小堀**　死期を自分で捉えているからいなくなるんでしょう。それに自分が近づいていると知るから。ゾウムシにもあるでしょう。木にもあると言う人もいます。木を乱暴に扱う人が来るとピリピリと電磁波を出すとか。

**養老**　僕たちは虫を捕るために木を叩いています。ゾウムシは結構しっかり木についているので、かなり強く叩かないと落ちてこないから。

**小堀**　動けないけど、嫌なやつが来たというのはたぶんわかる。

**養老**　集団で反応するんでしょう。一本の木が虫にやられると、ほかの木は妨害物質を出すんです。その代わり一本が犠牲になる。そこに虫がたかる。全体として共存しているんです。

ゾウムシが面白いのは擬死《ぎし》するんです。死んだふり。あいつら、木からころっと落ちるんですよ。そうすると絶対に見つからない。一番長いのは四十分くらい死んだふりをします。防御反応と解釈されています。死んだふりをするくらいですから、死ぬってことが何かはわかっているはずです（笑）。

**小堀**　死んだふりをしたら助かるっていうことを知っている。それは、先祖代々受け継いできている防御反応ですね。

**養老**　人間も狭心症の時は、これは普通の病気ではない、という感じが起こると学生の時に習いました。重病感を伴うと。場合によっては致命的ということを身体が知っている。心筋梗塞もそうです。

これまで経験したことがなかったとしても、身体はそれが致命的だとわかっている。僕が平気で医者に行かないというのはそれです。本当に危ない病気なら身体が教えてくれるだろうと。そうでない病気ももちろんありますよ。がんはわからないでしょう。

## 気がついたら死んでいた、が理想

**養老**　僕は「気がついたら死んでいた」がいいです。よく、「死ぬならがんになるのがいい」と言う人がいます。死ぬ前に準備ができるから。だけど僕は、そういうことをしたいとは思いません。行きあたりばったりのほうがいい。

**小堀**　僕も全く同じです。「往診中、車を駐車場に入れた時に」と答えたこともありますが、聞かれればそう言うこともあるだけで、確固たる何かがあるわけではありません。

ただ、病院のベッドで寝ていたくはないですね。朝、検温で愛想の悪いナースに起こされるのは嫌ですから（笑）。そもそも、一日のリズムが決められていますし、ご飯が美味しいとは言えない。だから病院では死にたくないですね。

**養老**　僕も病院は嫌です。だって禁煙だから（笑）。それに象徴されています。

いろんなことをきちんとやらなくてはいけない。ただそれは、やはり家族の状況次第です。

**小堀** 養老先生のご家族は、養老先生のことをわかっていらっしゃるでしょう。

**養老** あの人を病院に入れてもねって。そこら辺で死んどれ、って（笑）。

インタビュー

# 養老孟司

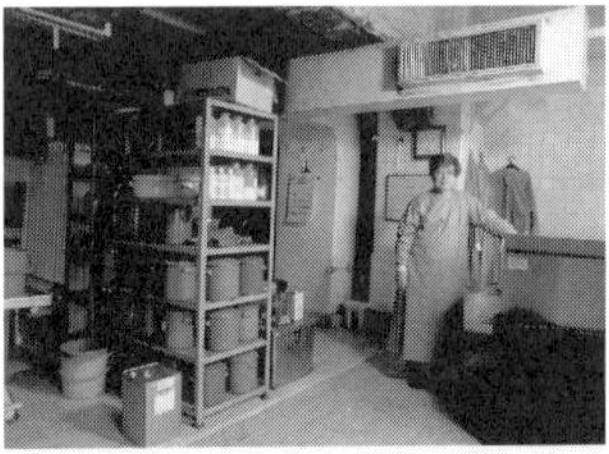

東京大学の解剖学教室にて撮影。
（著者提供）

## 父の死はずっと受け入れがたかった

四歳の時に、結核で父が亡くなりました。その頃の記憶はたくさんあります。父の死は、僕にとって受け入れがたいものだったのですが、そのことに気がついたのはずっと後です。

父の肉体は目の前からなくなりましたが、父の存在はずっと心の中にありました。父と自分がどんな関係だったか、それは言葉で説明できるものではありません。ただ、母は僕の感情がわからないけれど、父はわかる。それは記憶にあります。

結核を患っていた父の枕元におもちゃのガラガラが置いてあったんです。大人が使うものではありませんから、それは僕のものではないかと不思議に思ってじっと見ていたら、父は説明してくれました。「これを鳴らすと、看護婦さんが来てくれるんだよ」と。喉頭《こうとう》結核で、大きな声を出せなかった父はそれを呼び鈴代わりに使っていたのです。

僕はただ黙って見ていただけなのですが、父は聞かなくても答えを用意してくれました。母はそういうことは全くありません。「この子は何を考えているんだろう」といつも言われていました。それを相性と表現する人もいますが、僕は脳の背景が共通していると考えています。僕の脳は父方なんです。

子どもを馬鹿にしてはいけないと思うのは、子どもは大人が思う以上にわかっているということです。だけど表現能力がないから、言葉にして話すことも書くこともできません。

父は夜中に亡くなりました。僕は臨終の間際に呼ばれて「お父さんにさよならを言いなさい」と言われたのですが、言えませんでした。父は僕を見て、ニコッと笑って、喀血《かっけつ》して亡くなりました。

父が亡くなった後の一連の儀式のこともよく覚えています。だけど僕にとって、父は死んでいませんでした。それからもたびたび、父にまつわるシーンが浮かんでくるのです。

四十歳近くになった時、自分が、挨拶が苦手なのは、父の死と結びついているのではないか、と気がつきました。子どもの頃は、母からも挨拶ができないと怒られていたのです。

だけどその時になって初めて、自分はまだ、父に別れの挨拶をしていない。大切な人の最期に挨拶ができなかった自分が、赤の他人においそれと挨拶するわけにはいかないだろう。そんな気持ちがあったのではないか。それによって父の死を未完にしておこうとしたのではないか。

そのことに気がついてから、少しずつ気持ちがほぐれていきました。父の死をようやく認めることができたんです。

四歳だった僕にとっては理不尽で、簡単には受け入れることができませんでした。挨拶が苦手な理由と父の死がつながることで、あの時、自分が父の死をどう感じていたかがわかってきたのです。それを言葉にして人に話せるようになったのは、五十代になってから。

不思議なもので、それから父のことを思い出さなくなっていきました。

## 虫捕りは小学四年から夢中になっている

僕は子どもの頃から、勉強しろと言われたことはありませんでした。

母は仕事が忙しく、急患があれば夜も家を空けるんです。義理の兄と姉は年が離れていましたから、いつも一人で遊んでいました。兄や姉の友だちはしょっちゅううちに来ていましたけど、僕は、百科事典を読んだり、虫を集めたりして。

しゃがんでイヌのフンについている虫を眺めていると、母からは、変わった子だと言われるんです。そんなふうに言われ続けていましたから、自分でもそうだと思っていました。もし父が生きていたら、また別の理解をしてくれたでしょう。

母からは「なぜそんなに話さないのか？」とも言われましたが、母と姉があれだけしゃべっていれば、こちらが話す暇なんてない。「女は怖い」ってずっと思っていました。その話を女性にすると、「私は怖くないでしょ」とニコニコしながら言う人がいるのですが、その自覚のなさが怖いんです。

小学校の時に、義理の兄の同級生を家庭教師につけられていたんです。母が頼んだんでしょう。学校の勉強を教えてくれるのではなくて、学校で習わないことを教えてくれました。例えば、漢文。江戸時代の白文を読むというやり方で、読んでいました。あれは今も役に立っています。

中国語って面白くて、日本語で言うなら、「私、行く、学校」と片言みたいな言語なんです。助詞も助動詞も動詞の変化もなく、定冠詞、不定冠詞も分けない。だから詳細がわからなくなってしまうんです。それで説明しようとすると話が長くなる。

虫捕りは、小学四年生くらいから本格的になって、その頃から標本を作っていました。東大の学生時代も、仕事を始めてからも虫捕りを続けていました。四十代の頃に一度、殺生《せっしょう》はやめようと中断したのですが、環境破壊が進んで、虫はどんどん減っていますから、僕一人がやめたところで意味はないと復活しました。

山岳部の学生と一緒に山に行くと、彼らのほうが先にバテます。でもそれは当たり前だと思って。だって僕、何年やっていると思います？　小学校四年から続けていますから。それでも飽きない。山に登ろうと、歯を食いしばっていたらバテます。僕は遊びながらやっているから、余分に歩いたって平気なんです。

これが人間の変なところで、遊び半分でやったほうがいい。人生は遊び半分でいいんです。

# 第二章

# 解剖学者と外科医はどんな仕事ですか？

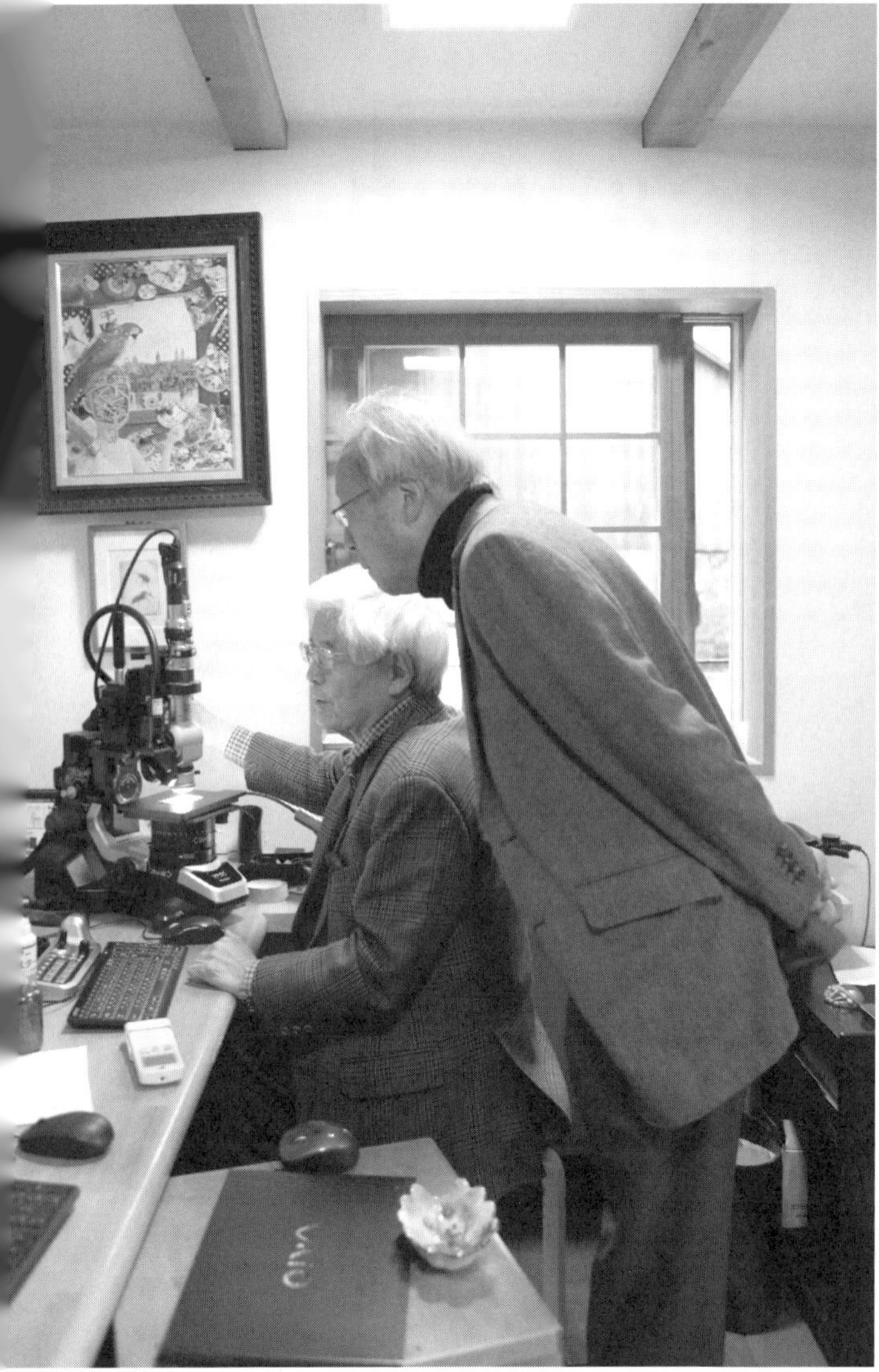

# 解剖学者、外科医として
# やってきたこと

　それぞれ東大医学部を卒業後、解剖学者になった養老先生と、外科医になった小堀医師。

　二人は、どのように技術を磨いてきたのでしょうか。解剖と外科手術、どちらも細かい作業の連続で、技術が問われる仕事でもあります。

　真剣に仕事に打ち込んできた二人だからこそ、たどり着いた境地とは。フランスの医療の歴史にも触れながら、それぞれの仕事観を語り合いました。

## 手術と解剖、技術をどう磨くか

**小堀**　僕は外科医になってから、どうやって腕を磨くかとずっと考えていました。手術中は、単に手先を速く動かすだけではなくて、「糸結び」という作業もあって、一回の手術でそれを何百回もやる。血管を鉗子《かんし》で挟んで糸を回して縛《しば》るのですが、それがなかなか難しいんです。引っ張りすぎたら切れてしまう。緩《ゆる》めば、縛った意味がない。だから、大事な血管は新人には縛らせません。糸結びは、ある程度のスピードでやらないといけない。中には目にも留まらぬ速さでやっている人もいました。手品じゃないか?と思うくらい。

最初の頃、家の柱に釘を打って、そこに毎晩糸を縛って練習をしていました。実際の手術では手袋をはめるし、血でぬるぬるするので、手袋をはめて石鹼《せっけん》をつけてやっていました。いろんな人の手術を見学させてもらったりもして、新人の頃から、技術的なことに非常にこだわってきたほうだと思います。職人のように黙々と技を磨いて、外科医の仕事に命をかけてきました。

僕にとって手術というのは、ある種の麻薬です。ほかの病院で諦めたという患者を手術して治した時の高揚感、達成感。あれほどのものはそうそうないでしょう。そうすると、何でもできると思ってしまう。だけど、人のやらないようなことをやると、つまりもうダメだと言われているような人の手術をやると、うまくいかないこともあるんです。うまく剝《は》がしたと思っていても気管に穴が開いていたりして、結果的には勇み足だったということもある。

僕は、僕でないとできない手術をして救った患者の数と、適応を間違えて、やるべきではなかったことをやって亡くなった患者の数と、同じくらいではないかと考えています。緊迫した攻防の中で、助けられた命もあれば、助けられなかった命もある。もちろん心は沈みます。

**養老**　僕が初めて解剖をしたのは二十歳の時です。当時は、実習生二人が一体を任されていました。確か、タイ人の留学生と組んだんです。その時のことはよく覚えています。やっぱり緊張がすごかった。

解剖の実習は実習書通りにやっていくのですが、助手を含めて何人かが見回っていて、小説家のサマセット・モームが『要約すると』に書いた風景と同じ。彼は解剖実習中、助手に質問する。「神経の走り方が教科書と違います」と。助手は「人とはそういうものだ、解剖では例外が普通だ」と答えます。そういうものだと。今で言う多様性を、解剖学ではそうやって教えていたんです。

初めて解剖した時は、特定の食べ物が一週間ほど食べられなくなりました。匂いが鼻につくんです。何でもその匂いがするように感じます。だけどそのうち慣れます。自分が変化するんでしょう。

実習は、大教室で二人一組になった学生たちが、一斉に始めるのですが、しばらくやっているうちに、どんどん差が出てきます。はっきりわかります。もう天性としか言いようがないものがある。午後一時から始めて夜十時までやっても上手にできない学生もいれば、要領よくさっと終わらせる学生もいる。だから、実習が大事なんです。学生も自分でわかるでしょう。俺はなんでこんなに汚いんだろう、とか。そういう反省のないやつもいますけど。

僕はそういう意味で言うと、実習は良くも悪くもなかった。だけど助手として実習を指導するようになると、学生の前でささっとやって見せるんです。そうしたら「さすがプロですね」と言われて、その頃には、学生より上手になっていました。

**小堀**　僕も解剖をやったことがあります。病理学教室に二年半いたんです。病理学というのは、病気の原因を調べるところです。解剖学の解剖と法医学の解剖と病理学の解剖は、それぞれ違います。僕がやったのは病理学の解剖です。

**養老**　解剖をやっていると、緊張がずっと続いていて、それが解けてくると面白くなってくるんですね。いろいろと興味が出てくる。

緊張が解けた瞬間に不届きなことをする人もいます。有名な例は、ある私立大学で、学生が顔の解剖をして、最後の段階で外れた耳を壁に貼りつけて「壁に耳あり」と言ったんです。その学生は退学になりましたが。

解剖は何日もかかる。時には三カ月くらいかかることもあります。長期間の中、緊張が解ける瞬間があるんです。僕の同級生にも同じようなことをした人がいて、生殖器の解剖では、睾丸がついたまま、精索《せいさく》という睾丸から精子を送る管がついて、その先にペニスがついた状態でスポッと取り出せるんです。それを持って風鈴だ、と実習室を走り回ったことがありました。異様な光景でした。そういうことをする人は慣れるのが遅いんです。緊張した状態が長く続く。それで緊張が解けた瞬間にそういうことになるのでしょう。

## 体力、手先の器用さが勝負の世界

**小堀** 僕は学生向けの講義は若い人に任せて、手術ばかりやっていました。養老先生は学生の教育も熱心にやられたほうですか？

**養老** そうですね。僕は若い人が好きなんです。ただ、解剖の講義は、最後のほうは一年に一回しかやらなかったですね。

解剖は講義より実習です。自分でやらないとどうしようもない。人にやってもらうわけにはいかないんです。そうかといって無理にやらせるわけにもいかない。また、サボるやつもいるんです。

今は四人に一体になったのですが、今の学生は二人に一体だときついでしょう。結構、体力を使います。また、手先の器用さも必要です。外科の手術もそうですよね。

**小堀**　僕がやっていた食道がんの手術は最低七、八時間かかる。だけど、あまり疲れは感じなかったですね。

**養老**　体力があるんですよ。休憩は取っていましたか？

**小堀**　食道の手術は結果として休憩が入ります。側臥位《そくがい》（横向きに寝た状態）から仰臥位《ぎょうがい》（仰向けに寝た状態）に体位を変える時に、全部消毒し直すんです。その合間に、僕はシチューをミキサーにかけてドロドロにして、それを一気飲みするなどしていました。

**養老**　それまではトイレや食事にも行けず、ですね。僕はインターンの時に八時間の手術についたことがあります。結局患者は亡くなりましたが、あんなにやったらダメだと思って。やっぱりミスするんです。

**小堀**　集中力の問題でしょう。最初からカリカリとやっていたら疲れてしまう。

流すところとそうでないところと、自分で考えてやらないといけない。

**養老**　慣れた先生は、そういうのが上手になってくるんです。経験がないとそれがわからない。

## 解剖と外科手術には美的センスが大事

**小堀**　外科の手術は教えられないんです。教えようがない。教えてうまくなるものではないんですよ。下手なやつは永遠に下手。裁縫でボタンつけをする時、ボタンの穴に、針をスッと自分の出したいところに出せる人と出せない人がいます。それと同じです。練習したらうまくなるというものではなく、天性のものです。学力は関係がない。

うまいかどうかは、一緒にやればわかります。性格も全部出ます。この人は臆病だとか、見栄っ張りだとか。

僕はいろいろな病院に手術をしに行きましたが、初めての医師と手術をやると、速く手を動かそうとする人、自分が速くできることを見せたい人がいます。そういう時、危ないので、僕はわざとゆっくり動いたりします。

うまいと言われている人でも、なかなか勇気を持ってここぞという時に手が出ない、手が止まる人もいて、修羅場を経ていないと感じることもありました。

**養老**　解剖学はいくつか大事なことがあります。その一つは、美的センスです。僕は全くダメなんです。だから、本当は解剖に向いていない。それは自分でよくわかっています。

当時は、細胞を見るのに電子顕微鏡以外の方法がなかった。だとしたら、自分たちが見ているものが正しい像にどれだけ近いか、本当は誰にもわからない。そこでどうやって判定するかというと、美しいかどうかです。生き物がこんなになっているはずがないと。それは見事なものでした。

**小堀**　まさに感性ですね。

**養老**　そうです。それはいわゆる普通の教育ではつかめない。それで感心したのは、解剖ではないけれど、亡くなられた作家の橋本治さんです。彼は東大在学中に駒場祭のポスターを制作しました。「とめてくれるなおっかさん　背中のいちょうが泣いている」というコピーが有名ですが、イラストも彼が担当しています。

美術史の大学院の入試で、教授は忙しいから、歌舞伎の役者の絵を四枚置いて、この中に一枚偽物があるからそれを選べと言っていなくなった。彼はすぐにわかって、戻ってきた教授に「これです」と言ったら、正解だった。

**小堀**　手術もそういうところがあって、僕も先輩から最初に言われました。ただやって治せばいいのではなくて、美しく、芸術的にやらなくてはダメだと。

病理学の太田邦夫先生が僕たちの前で解剖をやって見せてくれたことがあるのですが、ワイシャツにネクタイ姿で、小さな前掛けだけつけてササッとやって、それが様になっていました。

そういう技には美しさがあって、天性のものでしょう。それとは正反対の先生もいましたから。その先生はその先生で別の得意技があったわけですが、養老先生みたいに正直に、俺には美的センスがないと自分からは言いませんね。

ただし外科医は、俺は手術がうまいと思わないとやっていけない世界です。自信というか思い込みでもいいんです。とにかくやらないと話にならないから。

**養老**　美的センスは、非常に大事ですね。今は教育でそれを殺しています。だって、美術や音楽は本当に片隅に追いやられているんです。本当は中学生の時に学べばすごく伸びるのに。

これからは、ＡＩ（人工知能）を活用して効率的にやると言っていますが、これは高級な虐待です。あれだけ低級な児童虐待が多いということは、高級な児童虐待は計り知れません。今の少子化は、本能的に子どもが幸せじゃないとわかるからでしょう。そんな世の中が続くはずはない。滅びるか、もう一度反省してやり直すか、どちらかです。

## 多様性を学んだ解剖の仕事

**養老**　本人が遺言で解剖のための献体を希望していても遺族が断る場合があり

ます。亡くなった人の意志とは逆のことをするんです。もちろん、解剖については、本人と家族から、承認はもらっています。生前、互いに相談に乗っていないのか、聞いていないのか、わかりませんけれど、それも人間関係です。

その人が生きている間は遠慮していたけれど、死んだ途端、さあ俺の出番だと出てくる人もいます。遺族は「解剖なんてとんでもない」と言われると、躊《ちゅう》躇《ちょ》するんです。非難されたくないですから。

だから、本当にいろいろだと思います。遺体を引き取りに行くと、大きな葬儀場でも、列席者がほとんどいないとか、逆に小さい葬儀場でも人が大勢いることもあります。遺体を引き取って帰ってきて棺を開けてみたら、赤い布で覆ってあったこともありました。獄中生活十何年という人です。本当にいろいろな経験をしました。

仕事は、嫌だと思ってやっていたらどうしようもない。解剖でしみじみ思ったのは、死体の引き取りなんて面倒くさいけれど、それなりに楽しみがあるということ。いろんなことを学びましたが、全て記憶に残っています。いろいろだなという。それを多様性という言葉にすると一つになってしまうんですけど。

## 解剖のための献体はどうしていたか

**小堀**　生前に献体の登録をする「白菊会」は、まだあるんですか？

**養老**　はい。実は東大は東京都養育院、今の東京都健康長寿医療センターに頼っていて、そこから年間で二〇〇体ぐらいが来ていました。

ところが、僕が大学院生になった一九六三年頃に慈恵医大（東京慈恵会医科大学）で問題が起きて、解剖中に遺族が「返せ」と言い出し、後で提訴された。それで都が手を引いて、東大にも献体が来なくなってしまいました。

その頃、中学校の校長先生だった方が老人施設を回って協力者を募ってくれました。当時、高齢の方は国にお世話になっているという感覚でいた人が多かったんです。お世話になっているのにこの年で何もお返しができない。献体でお役に立てるなら、こんなにうれしいことはないと。そういう方が多かったんです。東大は当時国立大学でしたから。

あの頃はまだ戦争の余波があって、万事お国のためというムードがあった。大学を辞めてから講義で呼ばれた時、学生に「もう辞めたから来たくないんだけど、大学から言われると、お国のためと思って来るんだよ」と言ったら、学生は笑ってましたけど。

**小堀**　本気だと思っていないんでしょう。何がお国のためだよ、大げさなって。

**養老**　でも、献体する人は減少してはいません。献体すれば後のことは、全部大学が面倒を見てくれますから、家族にとっても悪いことではないんです。毎年天王寺《てんのうじ》（台東区谷中）というお寺で、慰霊祭もやっています。

でも、バカな人がいて、慰霊祭が憲法違反だと言ってきたことがあるんです。国は宗教活動をしてはならないという法律があるのに、国立大学がやっていると。この問題が起きた時、医学部の学部長が森亘《わたる》先生で、僕は解剖の主任だったんです。それでどうするか、ということになり、調べました。

そこで印象的だったのが、森先生が委員会で、法学部の松尾浩也《こうや》部長に、医学部の学則と法学部の学則を比べて、ここの条項の語尾だけが違うけれど、法学的に何か意味があるんでしょうか、と聞いたら、松尾先生は「解釈せよとおっしゃれば、いかようにも解釈いたしますが……」と言ったんです。

これは、世の中のことがものすごくわかっているということです。つまり世間は言葉では縛れない。それを法学部の人はよく知っている。だから、最初からできるだけ解釈の余地が残るように作ってある。それが大人の法律です。それで僕は、慰霊祭はこれまで通りやると決めました。憲法違反かどうかは、法律の解釈の仕方によると考えたからです。

今は逆でしょう。解釈の余地がないようなルールを作って、普通の人が官僚みたいなことを言います。まるでコンピュータです。人間は適応性が高いから、コンピュータに似てきます。そのうちコンピュータが進歩して人間に似てくるという人もいますが、そうはならないでしょう。

**小堀**　その通りです。

**養老**　人間は融通が利くものだと忘れているんです。人は柔らかいということに気がついていない。例えば、書いたものもテレビのニュースも、全部硬いままでしょう。なぜなら、一度文字や映像にしたものは、時間が経っても絶対に変わらないから。

情報というのは瓦礫《がれき》の山なんです。だけど、人間は柔らかいから、それでも適応するんです。北極で暮らす人もいれば、熱帯雨林で暮らす人もいます。どちらでも人間は暮らせるんです。そういう意味で、人間の柔らかさはすごいのに、それをわざわざ硬くしようとしています。瓦礫ばかり見ているからです。明日になっても変わらないものばかりでしょう。瓦礫の山を溜め込むことを「情報過多」と言うんです。「おまえは昔こんなことを言っていただろう」と責めるのはバカなんです。「それ、俺じゃないよ」と。十年経ったら俺じゃない。

小堀先生もずっと変わってきたわけです。それが生きているということで。コンピュータにできることではないんです。

**小堀**　そうですね。患者一人一人から有形無形の影響を受けています。ある一つの例で感じたとかそういうことではなくてね。

# 臨床医にならなかった理由

## 切り離せない「情動」と「理性」

**小堀**　これは脳と関係があると思うから、養老先生にお聞きしたいのですが、八十代の男性患者で、何か外部で変化があると、「バカ、バカ」と言う人がいるんです。幸い、奥さんには言わないのですが、看護師が血圧や体温を調べようとしても「バカ」と言って測らせない。ところが、娘から電話がかかってくると、「元気かい？」と機嫌よく声をかける。だけど、その娘が面会に来ると、「バカ、バカ」と言う。

僕が考えたのは、脳のどこかにその娘が、少女時代、自分が育てた三歳か四歳の頃の音声で彼の脳を刺激するところがあるのではないかと。しかも電話でないとダメなんです。

**養老**　「カプグラ症候群」というのがあって、それに罹《かか》った人は自分の母親や父親をそうではない、知らない人だと言うんです。

ところが、電話で話すと本当の親だと言う。僕が聞いた説明では、その場合、視覚と感情、要は脳の辺縁系と結びつく経路は切れているけれど、聴覚と辺縁系の経路は切れていない。声を聞けば、懐かしいとか、親しいとかいう感情が起こるんだけど、視覚からはそういう感情が起こらない。やっぱり、情動と論理は切っても切れないんです。

**小堀**　電話と肉声では違う。目をつぶって声を聞けば良かったのかもしれませんね。

**養老**　普通、情動と論理がつながっているとは思っていないでしょう。

**小堀**　正反対だと思っています。

**養老**　一番、それを強く言ったのは数学者の岡潔《きよし》です。数学者はむしろそれに気がついていて、「情動と論理はつながっている」と言っています。普通は切り離されていると考えるのですが、理性だけを切り離すことはできない。理性だけを切り離すと、先ほどの話のように、親を親として認識できなくなってしまう。

岡潔がずっと数学をやっていたのは、非常に強い感情に動かされていたからです。それを彼は自分で知っていたから。そこがえらいんです。理屈で数学をやって世界が理屈でできていると思ってしまうのがバカなんです。コンピュータが人生の一部になってしまうのと同じ。ただの便利な機械だと思っていればいいんです。

僕はずっと大学にいましたけど、「理性は理性だ」という教育は、結局間違っていたという気がするんです、この年になると。もっと素直に、人そのものを受け入れるべきだったと思います。

犬もそうです。いつも犬を散歩させていた子が、ある時、犬を電車に乗せて隣の駅に行ったんです。それではぐれてしまった。その犬は小学校に迷い込んで、そこでかわいがられていたのですが、毎朝駅に行く。そしてついに十年後に飼い主と再会したんです。忠犬ハチ公もそうでしょう。記憶というのは感情と結びついているんです。感情と結びつかない記憶はすぐに消えてしまう。電話番号は覚えてもすぐに忘れるでしょう。

**小堀**　記憶と感情は、脳の違うところにあるんでしょうか?

**養老**　それはわからないんです。脳は全体として働いているので、無関係というわけにはいかない。測定すれば当然、強く働いているところは出ますけど、ほかのところが完全に寝ているかというとそうではない。

**小堀**　それはそうですね。

**養老**　脳には言語中枢があるので、それは必要条件ではあるけれど、十分条件ではない。例えば、ブローカ野《や》の運動性言語中枢が壊れたら、おしゃべりができなくなりますが、それがあればしゃべれるかというとそうではない。

**小堀**　つまり、しゃべっている時はほかが寝ているかというとそうではない。

みんな関わっているから。

**養老**　そうです。ブローカ野の運動性言語中枢の障害で、失語症になった人でも、リハビリしてしゃべれるようになります。ほかのところを使ってできるようになっているんです。ただし、大人になるほど融通が利かなくなるんです。だから年寄りは頑固になります（笑）。

すごいのは、十代前半くらいまでなら、脳が半分やられて半身不随になっても戻るんです。サルは最初からそうで、半身不随という状態を意図的に作ろうとして、脳を半分削ったのですが、半身不随にはならない。全体で調節しているんです。人間の場合は、局在が強いので、調節しようとすればできるんですけど、結構負担が強い。リハビリがつらいというのもよく聞きます。

## 考え方を学んだ比較解剖学

**養老**　比較解剖学は、生物の進化という考え方がない時代から、非常に丁寧に研究されてきました。生き物をたくさん集めて調べると似ていることがわかるから、元の形は何だろうと考える。文学者のゲーテは、自然科学にも詳しくて、人間の頭の骨は背骨、つまり脊椎骨がいくつかくっついて変形したものではないかと考えたんです。

**小堀**　彼が考えた？

**養老**　ベニス（ベネチア）のガラス細工で有名なムラーノ島で、羊の骨を拾い上げた瞬間に、パッとひらめいたらしいんです。その頃はまだ生物の進化という考えがないから、ある基本的な形があって、それが変形して全ての動物ができる、と考えていたんです。人間の頭の骨は独特ですが、ゲーテは羊の骨から連想しました。ゲーテと同時代に活躍していたのが、キュヴィエという古生物学者です。

**小堀**　それはどこの国の人？

**養老**　フランスです。パリの地層は石灰岩でできているので、よく化石が出てくる。彼は有袋類《ゆうたいるい》の骨をヨーロッパで発見しています。カンガルーはヨーロッパにもいたんです。

生き物を比較していくと類似点が出てきて、それをある点で整理してつないでいくことができます。すると、こういうのもあるはずだ、ああいうのもあるはずだ、と仮定を立てて解剖するとそれが見つかる。それが解剖学の唯一の理論でした。比較解剖学では、全部構造を比較していく。すると、二グラムのトガリネズミも、五〇キロの人間も同じなんです。

中国人の留学生にネズミの解剖をやらせたことがあったのですが、「先生、ネズミも人も同じだね」と言いました。ネズミの解剖は人体解剖の教科書を見ればできると。ネズミと人間、元来全然違うものと思っていますが、どこまでが同じなのか。僕はそういうことが面白かったんです。

僕の先生の先生である小川鼎三《ていぞう》先生は脳が専門でしたが、クジラの脳と人の脳を比べて、クジラ山から人山を見るとよくおっしゃっていました。クジラと人がどこまで同じか。どこまで確信が持てるか。それをずっと詰めていくと、対応できるんです。ここがこうなったんだと。

比較言語学は比較解剖学の影響を受けてできたそうです。つまり考え方なんです。いろいろな生き物がいる。それを関連性でつなげていきます。言語学も同じですし、僕自身も比較解剖学で物事を考える筋道を学んだと思っています。

**小堀**　そういう講義は、一年生の時に教わったんですか？

**養老**　そうなんです。でも、予備知識がないとなかなか理解できません。

例えば、大動脈は左に一本あるだけですが、本当は二本あったんです。ワニは左右にあります。人間は右が退化したから左にしかないんです。そうやって進化の過程で変わっていきます。

魚のエラも正式には七つあって、陸に上がるとエラがいらないので、いろんなことに使うようになりました。シーラカンスの解剖は、推論が成り立つから簡単です。僕は今、それを虫でやっています。

**小堀**　虫も同じですか。

**養老**　昆虫は表面が骨だから、外骨格といいます。エビなんかの甲殻類もそうです。中に筋肉が入っている。人間は内骨格。

今はそれをDNAでやっている。だけど、DNAでやっても全然面白くない。DNAは四つの塩基で区分されています。その順列組み合わせだけだから。そんなもの面白くもおかしくもないんです。

**小堀**　一つ質問したいのですが、フランスは厳格なカトリックの国です。キリスト教は人間は神様が創造したものと考えますから、サルから進化したという進化論は教えに合いません。また、アメリカでは、進化論を子どもに教えるな、と裁判になったり、日本でも、戦前のカトリック校では、生物の教科書で進化論に触れているところは墨を塗って消されたりすることもありました。

フランスの学者は、そういう学問をするのに制約を受けなかったのですか？

**養老**　フランスでは、そういうことはあまり表に出ていません。一方、イギリスで言えば、イギリス国教会というのはほとんどカトリックと同じです。ダーウィンが『種の起源』を発表する際、一番遠慮したのは奥さんだと。だけど、フランスのそういう歴史を僕は読んだことがないんです。

## 二十世紀初頭のフランスの医療

**小堀**　二十世紀初頭のパリの医療がどういう状況だったかは、フランスのアクセル・ムンテというスウェーデン人の医師の自叙伝『サン・ミケーレ物語』を読むとわかります。ヨーロッパではベストセラーになった本です。

当時の医療は、例えば、狂犬病の治療も一般的ではなく、発病したら死んでしまいます。結核も助からないし、ジフテリアは喉が狭くなったのをかろうじて切って広げるとかその程度のことはできるけれど、病そのものは治せない。当時は死体を腐らないようにする防腐剤に価値があったらしくて、ホルムアルデヒド何%というのを秘密にして、それで大儲けするんです。あとは慰めるくらいのことしかできませんでした。

アクセル・ムンテは、仕事の帰りに、何度か道端で顔を合わせたことのある売春婦から呼び止められ、「かまわないでくれ」と言ったら、「そうじゃないんだ」と。施設にいる自分の娘がチフスで死にそうになっているからひと目会いたい、でもどうすればよいか、と相談された。彼女が勤めている売春宿のマダムにお金を払って、彼女にナースの格好をさせて、二人で施設に行って、娘の最期に立ち会わせたということです。

つまり、当時のフランスの臨床医というのは、治療もできず、それくらいしかできなかったんです。

**養老**　伺っていると、医療は「治す」というほうに傾いたんですね。

**小堀**　そうです。それは素晴らしいことです。

**養老**　だけど、本来はたぶん違うんです。

**小堀**　本来は治せないもの。

**養老**　だって、「治る」というのは、ひとりでに治るんですよ。先生が手術したって、その後は自分で治るだけ。

**小堀**　手術をしたって、百歳になればみんな死ぬんだから。僕も外科医だった頃はわかっていなかったけれど。養老先生が言われているように、死亡率は一

○○%。それを意識せずに目を背けてしまう人が多いんです。
フランスへは何回か留学したのですが、臨床医としてある程度実績を積んでからは、研究というよりは手術を学びに行っていました。フランスというのは中央集権だから、フランス中の食道がんの患者が、ある一つの病院に集まるんです。そこに行って、朝から晩まで手術をやっていました。

手術が夕方四時頃に終わっても、食堂で予約しておいた食事はもう提供してもらえない。それで、床を掃除するおばさんが自分のお弁当を分けてくれたりしました。彼女はアルジェリアから引き揚げてきた人で、僕は、「ピエ・ノワール」という言葉を教わりました。「黒い足」という意味です。

彼らは、何代か前にアルジェリアに出稼ぎに行って、アルジェリアの独立後に戻ってきたのですが、ピエ・ノワールと呼ばれて差別されている、と。そんな愚痴を聞きながらパンを一緒に食べて、手術を勉強していたんです。その頃、パリでは、医療は「病気を治す」ことを目指していました。

## 臨床医にならなかった理由

**養老**　僕が臨床医にならなかった理由は、これまでもいろんなところで話をしてきましたが、インターンの時に三回医療事故があって、これではこの先、何人殺すかわからないと怖くなったからです。

この記憶が積み重なったらどうなるんだろう、と。神経質だったからかもしれないのですが、自分には患者の命に関わるようなことはできないと思いました。

僕は昔から、理屈を言うのは得意でした。だけど、それは自分にとって良くないと思っていました。理屈ってだいたい、誤魔化すことに使いますから。

僕が経験した医療事故のうち、一回は耳鼻咽喉科の手術でした。自分で解剖をやるようになって気がついたのですが、外頸動脈と内頸動脈は捻れているのですが、あの時、それを間違えたのだろうと。だけど、当時は、誰もそれを口にしませんでした。

もし自分が医者になって、医療事故があったとしたらその時に理屈を言いかねない。患者の動脈の走り方が悪い、教科書とは違っていたという場合もありますから。俺はちゃんとやったんだ、と。でも、それは自分にとって良くない。年を取って、自分に自信ができたらできるかもしれないと思ったりはしました。だけど、臨床医学はやりながら考えればいいとは思いません。医療ですから、死んでから考えるというわけにはいきません。それで、臨床医学ではなく基礎医学の解剖学に進んだんです。患者さんも命がけだけど、やっているほうも考えてみれば命がけなんです。

母は女医でしたが、「白髪頭にならないと医者はできない」と言っていました。内科だと患者さんはすぐ死にませんが、医者の仕事にはそういうところがあります。小堀先生のお話を聞いていて、外科の現場はきついですね。直接、生死に関わりますから。

**小堀**　養老先生は内科をやられて解剖学をやられて、その志向があって、今の昆虫と結びつく。ただそれは人によるでしょう。何も考えない人もいます。だけど、養老先生はいろいろと考えていらっしゃったのですね。

インタビュー

# 小堀鷗一郎

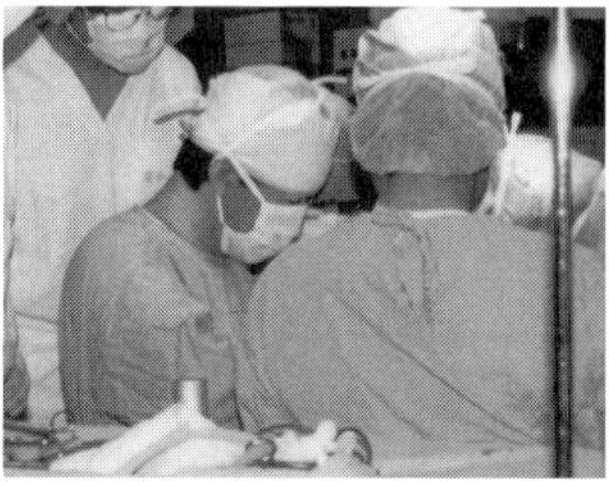
食道がんの手術をしていた外科医の頃。
（著者提供）

## 落ちこぼれが医者を志すまで

僕が小学校、中学校と通った成城学園は、非常に自由な教育をするところで、小学校には試験も成績表も宿題もありませんでした。

中学から別の学校に転校した友人は、授業中にいきなり紙が配られたから驚いて、隣の席の子に「何だ？」と聞いたら、「答案用紙だ」と教えられたそうです。成城学園では、答案用紙というものを見たことがなかった。成城学園とは、そういう学校でした。

医者を志したのは中学三年の時。大秀才の同級生、塚原己成《きせい》から、「医者ほど立派な職業はない」と勧められたからです。

成城学園を中学校で離れ、都立戸山高校に入学し、そこから東大を目指す、という受験プランは、その友人が授けてくれました。僕は、親にもほとんど相談せず、戸山高校を受験することにしたんです。まさに運命の分かれ道でした。

結果は、不合格。それまで九年間、成城学園にいて全く試験勉強をしていなかったのだから当然ですが、成城学園には戻れません。仕方ないので、別の私立の高校を受けて入学し、再び戸山高校の編入試験を受けることにしました。そうした計画や実行には、塚原と、塚原の両親が非常に協力してくれたんです。

マラソンで言えばペースメーカーのようなもので、家庭教師を探してくれて、編入学に必要な手続きなども手伝ってくれたのですが、高校一年の時はまた不合格。高校二年の時にようやく合格して、戸山高校に編入学できました。

当時、戸山高校は毎年一〇〇人くらいが東大に合格するような進学校だったので、たちまち落ちこぼれて、高校三年の時の大学受験には勉強が間に合いませんでした。その頃の都立の進学校は、午後から空いた教室を使って補習講義をやっていたんです。浪人する人も大勢いたのでしょう。僕もそこで補習を受けました。

一年目の浪人の時は相変わらず落ちこぼれ。あまり真面目に勉強していませんでした。浪人二年目になってようやくしっかりと勉強して、無事、東京大学に合格しました。

数えてみたら、僕の学生時代の成績は全部で七勝八敗。七転び八起きという言葉があるけれど逆です。八回、転んでいます。この話をすると、意志が強かったと褒めてくれる人もいますが、称讃には値しません。それ以外の進路は見えていなかったのです。僕は、今でも小学校で習うような「つるかめ算」や「植木算」のような計算が苦手です。

## 画家の父、医師で作家の祖父を持ち

父親という存在は、息子の行く末に影響を及ぼすものです。僕の父、小堀四郎は、美校（東京美術学校、後の東京藝術大学）を出てパリに留学、藤島武二《たけじ》という有名な画家に師事していました。名誉やお金は自分の画業にとってマイナスになると、一年に一回上杜会《じょうとかい》に出すだけで、一切発表しませんでした。上杜会とは、一九二七年の西洋画科卒業生全員で結成した級友会です。作品が世に出たのは、八十歳を過ぎてから。その時初めて展覧会をしたのです。

亡くなった時、父親の絵がたくさん残っていて、相続税がどうなるかと思ったのですが、全くかかりませんでした。税務署は画家と認定していなかったのです。ほとんど絵を売らず、美術団体にも所属せず、美術年鑑にも載っていないのだからそうなります。その後企画された展覧会では、「孤高の画家」というタイトルがついていました。

母方の祖父、森鷗外《おうがい》は、子どもの時から一族郎党の期待を背負っていた人です。医学部を出て医師になった頃は、ちょうど日本が近代国家になる時でした。常に母親と国家の期待に動かされ、そして、ある程度その期待に応えてきたわけですが、それは本当に祖父が望んだことなのでしょうか。

僕の父は、自分が望んだ人生を送ったと思いますが、祖父はそういう世界を夢見ながらも、家族のため、国家のためにと生きていたのだろうと、僕は解釈しています。そういう二人の人生を知っていた僕は、職人的外科医として生きたいという自分の夢と社会的ステイタスのバランスを取りました。悔いのない人生だと思っています。

母も父と同じ時期に、パリで絵の勉強をしていたんです。フランス映画が好きで、僕と姉に学校を休ませては、一緒に三軒茶屋の映画館に行っていました。だからフランス映画には詳しい。『悲恋』『自由を我等に』『北ホテル』……どれも五回くらい見ました。当時、ラブシーンが出てくると、母は僕の目を隠すんです。子ども用のフランス映画なんてないですから。隠されると、あえて一生懸命見るものです。今でもジャン・ギャバンが女性の首を絞めるシーンなんかはっきりと覚えています。

戦時中は、灯火管制があってどこの家も窓に全部黒い布を張っていたんです。それで僕の両親は何をやっていたかというと、広いアトリエの窓を全て覆ってパリから持ってきた蓄音器で音楽をかけて、二人でダンスをしていました。まさに非国民です。

その頃、僕はおかっぱ頭のままでした。自由な成城学園でも、全校でいがぐり頭にしないのは僕一人でした。校長先生から直々に髪を切るように言われたことを覚えています。近所の国民学校に通ういがぐり頭の子たちからも「スパイ」と言って、石を投げられたこともありました。最後には、断念して切りました。

両親は、僕に芸術家になってほしかったのかもしれません。父は絵に、母の小堀杏奴《あんぬ》は執筆に夢中だったんです。だから、僕は自由にさせてもらったと思います。

第三章

# 「東大医学部」ってどんなところでしたか？

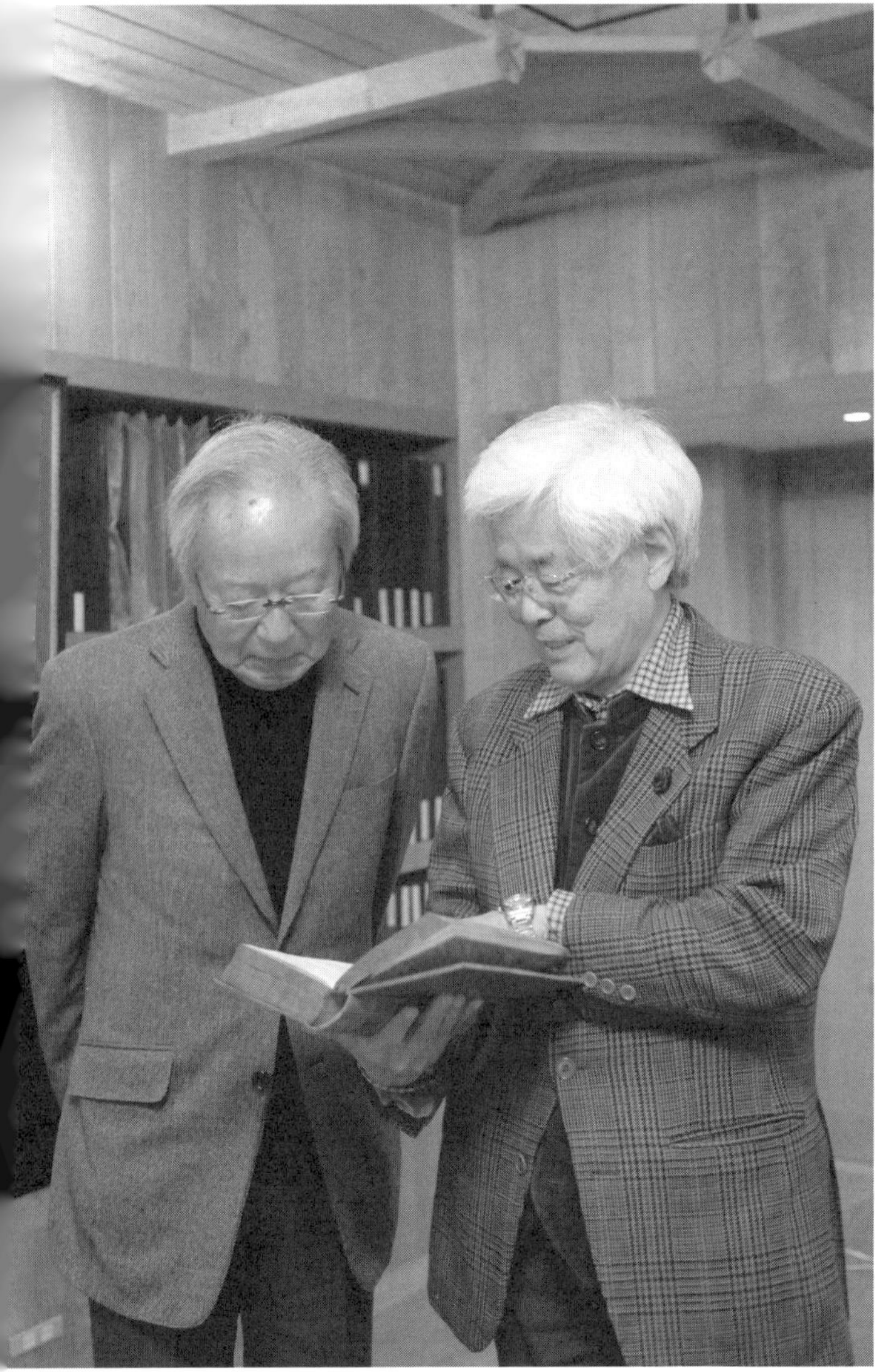

# 二人が同じ「東大医学部」を目指した理由とは？

中学校、高校はカトリックの修道会であるイエズス会が運営する栄光学園で学んだ養老先生と、小学校、中学校と自由な校風で知られる成城学園で学んだ小堀医師。

背景が異なる二人が見た、東京大学医学部とはどんなところだったのでしょうか。

講義、専門分野の選択、さらに医学部の教授選まで、最高峰の医学現場で二人が歩んできた道のりを振り返ります。

## 成城学園と栄光学園で学んだこと

**小堀**　僕たちは同い年ですが、大学の入学、卒業の年度は違います。僕は大学に入るのに二年、医学部に進学する時に一年浪人しました。だから、養老先生とは三年、違います。

**養老**　二年だと一緒の教室に入っていたのですが。

**小堀**　教官はだいたい共通していますね。僕が誰かの悪口を言うと、養老先生は黙っているけれど（笑）。やっぱり立場のある人ですから。

養老先生は、中学から高校までの六年間、栄光学園という名門校に通われていたのですね。

**養老**　当時はまだ卒業生がいなかったんです。僕は四期です。六年一貫ですから、卒業生が出たのは、入学して二年してからでした。

ただイエズス会は教育に慣れています。世界中どこへ行ってもイエズス会の学校を出た、と言うと、「ああ、そう」と通るくらいですから。

**小堀** 僕もカトリックには馴染みがあるんです。洗礼も受けています。フランスで研修していた時代に、そう言うと好意を持って扱われるのを感じました。ある時、病院の食堂で、金曜日に嫌いな鶏肉が出たんです。それを「イヤだ、食べない」と逆らっていたら、「おまえは俺たちと違って実践している」と褒められました。カトリックは、金曜日に肉を食べてはいけないから。

養老先生は、栄光学園で、そういう厳しい掟の中で少年時代を過ごされた。ドイツ人のグスタフ・フォスが初代校長でしたか。

**養老** そうです。僕もカトリックに親近感はあるのですが、面倒くさいところも多い(笑)。カトリック的な世界は、日本の世間とどこかぶつかることがあるんです。

宗教の時間は、ものの考え方を理性的に教えていたように記憶しています。生物は共通の祖先を持つとする進化論についても、人類は神様が創造したというキリスト教の教えに反するとして、ファンダメンタリスト(キリスト教原理主義者)が多いアメリカでは、学校で教えることを禁止する裁判も行われているのですが、栄光ではそんなことはありませんでした。

進化の過程で、神の手が二度働いた。最初に生命ができる時、それから人ができる時。僕は、そう教わりました。そうすれば、進化論とも矛盾しません。

今でも生命の起源はわかっていないし、人の起源もよくわかっていません。その教え方は現在でも通用しますね。当時としては極めて進歩的な学校でした。

## 子ども時代の教育の影響は？

**小堀**　成績は良かったんでしょう？　あまり勉強しないけど成績はいいというタイプではなかったですか？　親から言われなくても自然とやるというか。
**養老**　そうですね。字はいつの間にか覚えて、幼稚園の時には読めていました。
小児喘息で身体が丈夫なほうではありませんでしたから、その頃から戦うのが嫌いで、競争も嫌いだったんです。
ところが栄光では、点数がつけられて、全校の生徒の前で、校長が賞状を渡します。Aは青、Bは黄色、Cは白と紙の色が決まっていて。僕は、青い紙をもらっていましたが、使い道がないから白い紙がいいな、と思っていました。当時は紙が貴重でしたから。人は社会性動物ですから競争も仕方がないのですが、昔からそういうことは苦手でした。

**小堀**　僕の小学校時代は、自由に好きなことをやっていれば良かったんです。教壇も試験も宿題もなくて、僕は俳句をたくさん作ったり、絵を描いたりしていました。覚えているのは、チャップリンの映画が非常に流行っているのは、被支配階級が支配階級を困らせるからだと言う先生がいて、その先生は映画が好きなものだから、一緒に映画ばかり見ていました。

映画の『羅生門』の続きを書けというような課題が出されることもあったんです。まさに創造力を育てる教育でした。養老先生が、成城学園に入っていたらどうなったか興味深いですね。別の才能が開花したかもしれません。

成城学園で、僕の八つくらい下に弁護士の弘中惇一郎さんがいたのですが、たまたま父上が転勤になって、広島の修道中学、高校に入って。そしたらたちまち成績上位になって、東大法学部に入ったそうです。小学校の頃から算数が得意だったそうですが、成城学園だったら、そうはなっていなかったかもしれません。僕のように中学まで成城学園にいて東大に入るのはなかなか難しいんです。養老先生の同級生は、医者になった人もたくさんいるでしょう。

**養老**　ずいぶんいます。でも、学校の勉強とは、あまり関係がないと思っています。

**小堀**　栄光の中でも落ちこぼれる人がいたでしょう。

**養老**　中学で一六〇人同時に入学して、高校卒業の時の同級生は一〇〇人でした。

**小堀**　六〇人は退学したということですか？

**養老**　そればかりでもないんですけど、親御さんが転勤になるなど、転校ももちろんあります。

**小堀**　六〇人も減るのは普通ではないですね。

**養老**　それができるぐらいの余裕が学校にあったんでしょう。普通の学校だったら経営は続きません。教師が、自分たちで合格させた子どもへの任務を放棄するようにも感じました。

## 終戦をいつ迎えたかで生き方が変わる

**小堀** 医学部生になったのが三年違うだけで、だいぶ違うところもあります。全共闘(全学共闘会議)なんかは僕の時代から始まって、そこから激化していきました。

**養老** 今の世代の人はわからないでしょうけど、僕たちの世代は終戦をいくつで迎えたかで違うと思います。僕の年で、終戦のはっきりとした影響は終わりでしょう。というのは、一年下だと国民学校は一学期しかなかったから、あまり影響は受けてないのです。僕らは一年以上ありましたから、終戦の記憶がかなりはっきりと残っています。そこでまず分かれるんです。

昭和十年生まれ、つまり、僕らより二つ上くらいまでは同じだと思うけど、それより上になると、戦前の軍国主義教育の影響を強く受けています。
　彼らは、戦争が終わって二つに分かれたんです。保守派の元東京都知事の石原慎太郎さん（一九三二年生まれ）と、反戦を主張するノーベル賞作家の大江健三郎さん（一九三五年生まれ）。大江さんよりさらに年上で極端だったのが吉本隆明さん（一九二四年生まれ）。あの人ももともとは軍国少年だったんです。戦後に、安保反対運動に参加したり、『共同幻想論』（角川ソフィア文庫）を出版したりするようになりました。

**小堀**　同い年なのに、養老先生はなぜこういう分析ができるかというと、地元の公立小学校に通っていたということも大きいと思います。僕は成城学園という自由な校風の小学校に通っていたこともあり、戦時中でも映画の話をしていました。
　だから、突然、軍国主義がひっくり返って「民主主義万歳」と風向きが変わったのは見ていないんです。今思えばよく学校が制約を受けなかったと感心しますが、教育勅語も僕は一切知りません。何も教わっていませんから。

## 医学部への推薦枠「X組」

**小堀**　僕が、成城学園という受験とはまるで無関係なところにいて医者を志したのは、中学三年の時、友人の塚原己成から、「医者になれ」と言われたことがきっかけです。医者だった祖父の森鷗外の影響だと言う人もいますが、そうではありません。当時、祖父が何をしていた人かは全く知りませんでしたから。塚原は両親ともに非常に優秀な医者で、彼も大秀才でした。それで彼の勧めに従って、成城学園をやめて都立の進学校から東大に入りました。

当時の東大は、まずは全員が教養学部に入って、そこから医学部を受験することになっていました。養老先生も覚えていらっしゃるでしょうか。あの試験は難しかったですよね？　大変なことでした。だって、一回大学に入って、天下の東大生になってからまた試験を受けて、落ちれば籍がなくなってしまうんです。先生の時からX組があったんですか？

**養老**　その年からできたんです。教養学部の時の成績で枝分かれさせるというか、ある程度決まっていたんでしょう。最終的には試験で決めると言われていましたが。

**小堀**　でも、ほとんど落ちないですよね。

**養老**　そうですね。

**小堀**　当時、教養学部の理科Ⅱ類には四〇〇人いて、そこから医学部に進むのは一割の四〇人ですが、X組の四〇人を成績順でまず選ぶ。だから上から四〇番にいないと医学部に入れない。X組の人たちはほとんど医学部に入れますが、稀に一人か二人は落ちる。

Y組には落ちたら農学部や理学部に行くという選択肢がある。その下、Z組は、落ちたら東大をやめて浪人するという。僕はもちろんZ組でした。成績は三六三番でした。東大に入学してからサッカーを一生懸命やっていたんです。当時東大のサッカー部はすごく強くて、僕は中学でやっていたものですから、割合珍重されたんです。

**養老**　当時は、まだ理Ⅲ（理科Ⅲ類）がありませんでしたね。僕が入る時にX

組ができて、その後理Ⅲになりました。

**小堀**　今の東大の医学部とはだいぶ様相が違っていましたよ。理Ⅲになってから、本当に秀才の勲章みたいになっちゃって。学校の先生から、「おまえ、成績がいいから理Ⅲに行け」って。

**養老**　だいたい医学部は、そんなに試験の点数が高くなくてもいいんです。ただ志望者が多いから、競争が大変になる。僕が医学部に進学したのは、母が医者になれって言うから。動物の医者でも何でも良かったんですけど。

**小堀**　母上も医者だったし、勉強がよくできたから。

**養老**　母親からは「手に職がないといけない」と言われていました。関東大震災の時に自分が助かったのは、医者だったからと。

**小堀**　母上はどうして医者の道を選ばれたんですか？

**養老**　神奈川県の津久井の農家に生まれたのですが、三人姉妹でそのままいけば、必ず婿をとらされて家業を継がなくてはならない。それがイヤで飛び出したと。

**小堀**　飛び出す人はたくさんいるでしょうけれど、医者になれたのは資質があったのでしょう。

**養老**　医者になったおかげでずいぶん助かったということで、おまえも医者になったほうがいいよと。ただ僕は医者には向かないと思っていました。

**小堀**　栄光で周りにたくさん医者を目指す人もいたわけでしょう。いろいろなことを考える機会もあるでしょうし。

## 東大には昆虫学がない!?

**養老**　医者はそんなにやりたくなかったのですが、昆虫を学ぼうと思っても当時は学べる科が北大（北海道大学）と九大（九州大学）にしかなかったんです。

**小堀**　昆虫学科というものがあった？

**養老**　普通は農学部にあるんです。東大の農学部にあったのは「害虫学」だった。そんなところには行きたくない。だって、勝手に害虫と決めていますから。

東大ってそういうところなんです。虫を見れば害虫と思えと。

**小堀** X組、Y組、Z組に通ずる考えです。

**養老** 結局、僕には医療はできなかったですね。

**小堀** 僕も虫は大好きでした。くるっと丸くなる虫がいるでしょう、タマムシ。子どもの頃、あれをマッチ箱にたくさん入れて、いつも布団の中で一緒に寝ていました。

**養老** 今でも子どもが一番好きな虫です。

**小堀** 毛虫も平気で触っていました。緑色の大きな毛虫がいて、家へ持ち込んで、なでたりしていました。

先生は医学部に入ってからもそれが影響したんでしょうね。だって死体は昆虫と同じでものを言いませんから。

**養老** 文句を言わないというのが一番いいんです。解剖だと、間違ってどこかを切っても後でつないでおけばいいという。患者さんはそうはいかないですから。

**小堀**　僕は外科医になることは学生時代から決めていました。それは、より広い範囲で人命を救済できると思ったから。だから逆に、内科の勉強を一生懸命しました。外科については外科へ行ったらやるだろうと思ったから。医学部の四年間、最初の二年は系統講義、次の二年は臨床講義でしたが、非常に真面目にやっていました。

印象に残っているのは、二年生の時、ある教官が、東大（病院）には全国から診断や治療の難しい人がたくさん紹介されてくるけれど、ここから紹介できるのは天国しかない、と言ったこと。それを聞いて、「なんて傲慢な人なんだろう」と驚きました。ほかにも信じられないような発言をする教授がいて、東大（病院）はひどいところだと思いました。そうしたところは、今も抜けていないような気がします。

**養老**　独特の人柄の方がいましたね。人間を見るのはあまり上手ではなかったのかもしれません。変わった先生が多かった。

**小堀**　女医さんもあまり歓迎されていませんでした。東大（病院）の重みを過大評価して、命が軽く扱われるようなことがあったのも事実です。そういう点で僕は、東大（病院）に幻滅もしました。

**養老**　当時、旧ソ連ですけど、ソ連は医者の半数が女子であると。ゆえにソ連の医療は程度が低いと言う先生もいました。考えてみると意味がよくわからない。ゆえに、って。

**小堀**　養老先生もそういうところはよくご存じだと思うけれど、結果としてはそういうところを歩かないで。

**養老**　そうですね。

## 東大に女子学生が少ない理由

**養老**　医学部の四年間が終わると、次は一年間のインターン。それが終わってから専門に行く。精神科に行こうと思ったこともあったのですが、解剖学に行こうと決めました。

**小堀**　僕たちの頃からインターンはなくなり、研修医になったんです。

**養老**　アメリカがやっていたことを真似してやろうとしたんだけど、インターンは制度として完成していなかったですね。戦後の日本は、そういうことが多いんです。経済が典型でしょう。アメリカ流にしようと。日本の社会が千何百年続いてきたという事実を本当に軽く見るんです。民法もそうです。

東大に女子学生が少ないのは、女性にあまり向かないからという面もあります。そもそも行きたくない。例えば病院が汚いとか、変わった先生が多いとか、女性はそういうことに敏感ですから、それが嫌だというのは当然あると思うんです。そういうことを一切無視して、数で考えるから女性が少ないことを問題にする。数を事実だと思っていますから。

全く逆で、数は抽象です。素直に考えたら、猫が三匹といってもそれぞれ違うでしょう。三という数字がいまの現実です。お金もそうです。何でもお金で買えると思っています。一方で、個性尊重と言いますが、個性は抽象です。小堀先生は、患者さんをずっと見ておられるからわかると思いますが、一人一人は一人一人ですよね。

**小堀** それはそうです。

**養老** そうなんです。そう決まっている。でも今は、個が抜けて数だけになっちゃったんです。

# 教授選……出世競争は大変でしたか？

## 出世競争から離れて

**小堀**　僕が入局した時、指導医の上に病棟医長がいて、さらにその上に助教授、教授がいるという、三層、四層構造でした。入った時は一番下です。そこから、いわゆる競争的なものもあって研究業績を上げなくてはいけない。一般の会社の出世競争と何も変わりません。僕は東大病院に二十数年いて、助教授になったところで病院を辞めました。

養老先生は基礎医学で、一〇人の中から一人が選ばれるという世界ではないから、僕よりはマイルドな社会にいらしたんじゃないかと思いますが、いかがですか。

**養老**　あまり競争は気にしていませんでしたね。しかも普通に考えれば、職業的には困らない分野なんです。

会社と同じです。日本航空の社員だった作家の深田祐介さんは、どういう人が社長になるかというと、最後に残ったやつだと書いていました。いい加減イヤだよ、こんなもの（会社）、と自分から降りる、もしくは辞めていくのが普通なんです。

それを感じないほど鈍いのか、あるいはよほどモチベーションが強いのか知りませんけど、そういう人が残る。日本はそうです。ババ抜きですよ。僕の先輩教授が、「ここ（東大）は我慢会だから」と言っていました。

**小堀**　それで、養老先生は途中で降りられた。

**養老**　だから、もう我慢し切れなくて。

**小堀**　東大の美学から言うと、珍しいですね。

**養老**　放っておいてくれ、と（笑）。常に世の中のどこかにいなくてはいけませんでしたから。だから、辞めたら、そこからはハッピーです。女房ぐらいしか気にする人がいませんから。女房は、言うことを聞いていればいいんですから。異を唱えると大変ですけど。

**小堀**　僕は荷見《はすみ》秋彦先生にずいぶんとかわいがってもらいました。親分肌の人で。

**養老**　いい男でしょ。

**小堀**　国立国際医療センターにいたある年末、荷見先生から電話がかかってきて、胃がんが見つかったからすぐ手術してくれって。手術したら年明けから仕事しようと思っていたんでしょうね。

僕が手術して翌朝病室に行ったら、水を飲んでいるんですよ。ベッドの上で胡坐《あぐら》かいて。「もう水を飲んでいるんですか？」と言ったら、「おまえ、そんなに自信ないのか？」なんて言われて。「翌日、水を飲んで漏れるような縫い方したのか」って。そのぐらいすごい人でした。

**養老** 島津久明先生とは飲み屋でよくお会いしました。行くといるんです。

**小堀** よく知っています。専門は厳密には違うのですが、ずいぶんと緻密で豪快。だけど傷つきやすいところもあって。

**養老** やっぱり、あれだけ酒を飲んでいたということは何かあるんでしょう。

**小堀** ただ許容量が多いだけのような気もしますけど。

## 東大医学部教授になるために

**小堀** 僕は若い時に、ドイツやフランスに留学しました。研究業績を上げようという心づもりがありましたから、フンボルト財団の奨学研究員とか、フランス政府の給費留学生とか然るべき立場で留学しました。

いろんな研究をして論文を書いて、最後は助教授になりました。つまり出世競争を熱心にやっていたわけですが、最終的には教授選に負けて東大を辞めました。負けた相手は、僕が若い時から家族ぐるみで親しくしていた武藤徹一郎《てついちろう》先生なんです。当時、養老先生も選考委員だったと思うのだけど。

**養老**　よく覚えていませんけどね。

**小堀**　基礎医学の先生たちは、僕たち臨床医学の教授が誰になろうとどうでもいいんです。東大医学部の教授選は、選考委員会というものがあって、まず候補者を選びます。そして予備選で過半数が取れないともう一回やるんです。二人で決選投票みたいなことを。だけど、予備選で負けた人が決選投票で勝つということもある。

**養老**　選考委員会が三人選び、一位から三位まで順位をつける。選考委員の先生方が決めたんだから、僕もそれでいいです、という信任投票だった。

**小堀**　本当にそうです。そのための選考委員だから。ただ、非常に有能な人が三人の中に入っていなかったり、それほど有能でない人が三人の中にいなかったのに教授になったりすることもあります。

**養老**　一番ひどかったのは、学部長を入れて六人が選考委員会で集まって、その五人を選ぶ。五人は専門の近い方たちで、その六人で委員会をやって、候補者を一位から三位まで順位をつけて発表する。その時、僕は素直に一位に入れた。ところが一位に入れた人が五票しかなかった。ということは、完全に裏で選挙運動をやっているわけね。委員会で順位をつけたのが一種の詐欺だったわけで。

僕はそういう選挙運動をされた時には怒っていた。同級生が電話をかけてくることがあったんですけど、電話なんかかけてきたら投票しないと言っていたんです。そしたら、だんだん札付きになって、誰も何も言わなくなりました。そういう事情に疎いこともあって、根回しが来ないんです。だから、僕は外されていました。

**小堀** そうですか。

## 組織の常、足の引っ張り合い

**小堀** 東大のある先生が、高齢者の医療を考える政府の諮問委員会の委員長になっていたのですが、その先生は小児疾患の専門家だったんです。老人介護の政策を決めるような見識があるのかな、と不思議に思っていたら、高齢者医療の専門家たちが足を引っ張り合って、最後に残ったのが、その先生だったと聞きました。

**養老** その話は知らないのですが、ずっと、僕は組織には向かないと思っていました。教授会も我慢会なので、僕は本を持っていって読んでいました。長くなると飽きますから。多い時は何冊も。そしたら学部長がマイクで話すものだから、うるさくて読めない（笑）。仕方がないからトイレへ行くフリをしてそのまま出ていく。

そんなことをしていたら、事務の人から、「教授会の出席日数が三分の二を切っています」と言われました。でも、「知らねえよ、そんなこと」って思っていました。

**小堀** それで辞めたわけではないでしょう？

**養老** そういうことが積み重なったことも一因です。僕はみんなが決めたことに反対するわけがない。その通りにしているだろうって思っていたんですが。それでもダメで、もう管理職はごめんだと思っていました。忙しくなる割には給料が増えるわけでもない。

解剖は、人を使うことができない仕事です。自分一人でやるしかない。虫捕りもそうです。「おまえ捕ってこい」と言われても面白くないですから。いくら珍しい虫でも、人が捕ってきたら面白くないんです。

**小堀**　そうでしょうね。

**養老**　新しく教授が決まって、どうすればうまくいくかを考えずに、あんなやつがなんで教授に、と言う人もいる。そういうことを周りで散々経験してきました。今の結果から、さらにいい結果を生むように考えるしかない。そうすれば、結構楽天的に生きられます。

仕事もそうです。嫌だと思ってやっていたらどうしようもない。解剖でしみじみ思ったのは、死体の引き取りなんて面倒くさいけれど、それなりに楽しみがある。解剖からはいろんなことを学びました。みんな記憶に残っています。

「それがどうした?」と聞かれるとオチはないのですが、ただいろいろだなという。それを多様性という言葉にすると一つになってしまうのですが。

## 孤高の外科医はいない

**小堀**　僕は臨床医ですから、東大にいれば患者が集まってくる。地方の新設の大学病院の場合、患者が来るようになるまでに十年かかります。その間、手術ができません。技術を保てなくなる。養老先生みたいにどこでもいいというわけにはいかない。孤高の外科医っていないんです。だから東大にこだわりました。教授選も勝つつもりで。とにかく、あそこにいないと手術はできないと思っていました。

結果としては、東大病院の次に赴任した国立国際医療センター(現国立国際医療研究センター)の外科の病床数は東大よりも断然多くて、一四〇床ありました。東大の内科で見つかった食道がんの患者さんも僕のところに送られてきたんです。だから、手術数も倍増した。

国際医療センターに行ったのは、結果としては良かったと思っています。あのまま教授になっていたら、東大病院では、第一から第三外科が同じ食道で手術数を争っていることもあり、手術もたくさんできませんでした。国際医療センターで院長になった後、退職後は次の病院でまた手術をやりました。完全に手術をしなくなってから十五年が経ちました。結果として、僕は大変幸せな人生を歩んできたと思っています。

**養老**　小堀先生の話を伺っていて、僕はなんで臨床ができなかったのかと考えていたんです。一つは、インターンの時の経験です。東大病院って、ほかの病院で手の打ちようがなくなった人が来ますから、重篤な患者さんが多い。その分、死ぬ人もたくさんいます。

**小堀**　あの頃は本当にたくさん人が死にました。

**養老**　ちょっと間違えたら死ぬでしょう。自分も何人殺すかわからないと怖くなりました。これでは医者になれない。

元気になって帰る人は、世話になった先生に挨拶するんです。「本当にありがとうございました」と。後ろで見ていて、「今回の病気は治ったけど、どうせいつか死ぬんだよ」と言いたくなる。そういう客観性を持って見ているところが僕にはありました。

**小堀**　医者は本来、人の命を延ばす職業ですから。臨床実習で全部やって、それで、養老先生は解剖学だと判断されたんですね。

**養老**　インターンは一生懸命やったんです。ずいぶん親切に教えてもらいました。

僕が立ち会った時に、医療事故で患者さんが三人死んだのを見ました。人って簡単に死ぬなと思ったんです。そうすると、怖い。そのことを考えていると手が動かなくなります。単に注射するだけでも、看護師が注射器を間違ったら死にます。

**小堀**　僕は若い時に脳外科に一年いました。ある年の大晦日、道路に倒れていた若者が運ばれてきて、僕の二年上の先輩が手術しようとしたら、若者の母親が、「こんなぐうたらは死んだほうがいいから、手術しないでくれ」と言ったんです。先輩は母親を一生懸命説得して手術はしたけれど、翌日亡くなりました。

そのことはずっと記憶にあったのですが、その後、半世紀以上を経た昨年、たまたまその時に手術をした先輩が、医局当直日誌に記した一首を、友人の脳外科医から見せてもらいました。

「こんな子は　殺してくれと　言いし母　入れ墨の肌に　涙落としぬ」

当時の東大病院には、養老先生みたいに、死んだ人を生きた人と同じ目線で見る医者がいたんです。だけど、それだと臨床の現場ではやっていけない。僕はどうであったか。「残念、救えなかった。また一敗か」と思っていました。

第四章

# これからの日本はどうなりますか?

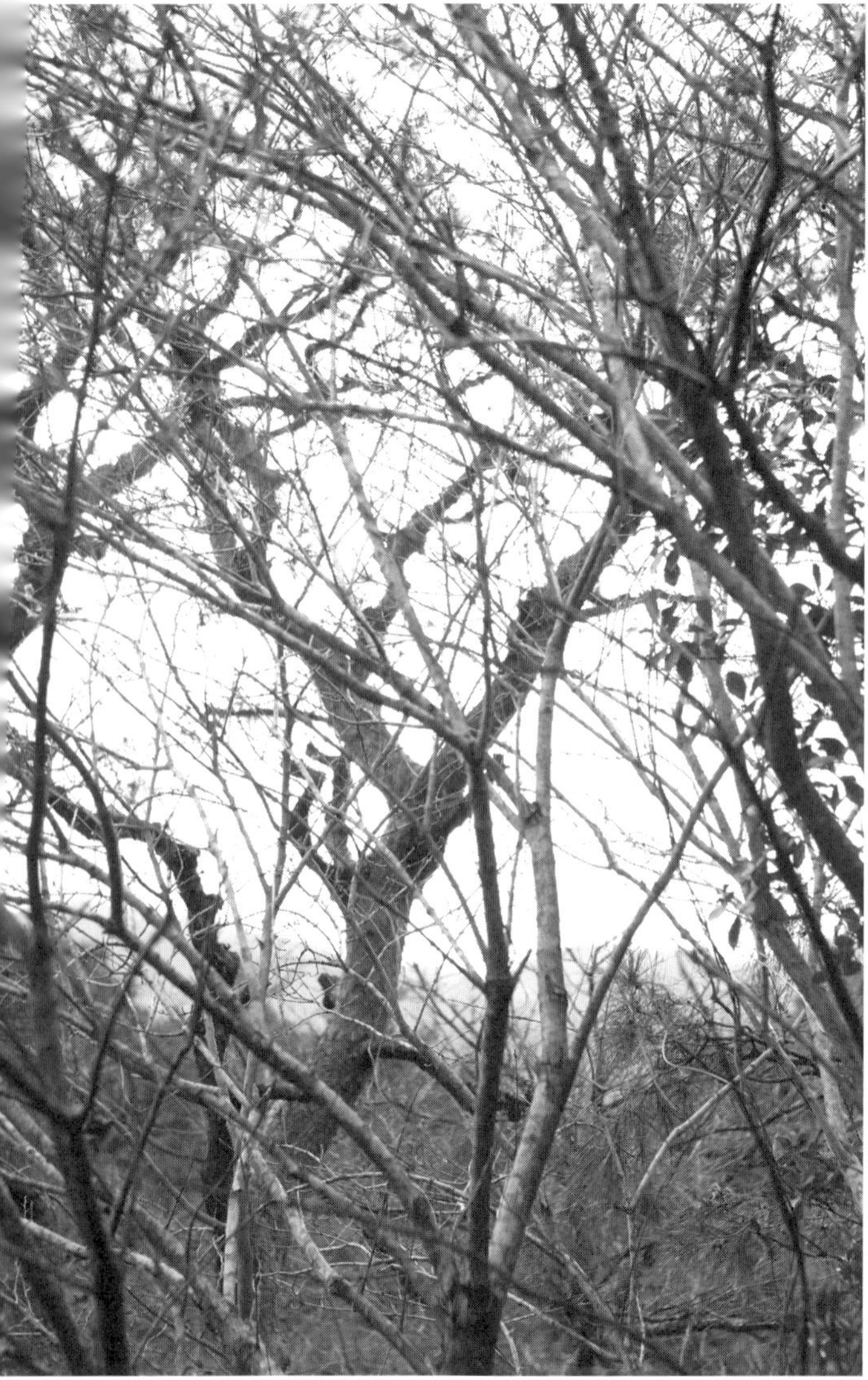

# 自殺、終末期医療……
# 死をめぐるさまざまな問題

　小堀医師が訪問診療で診ている患者は、恵まれた人たちばかりではありません。孤独、貧困、家庭内暴力など、それぞれがそれぞれの問題を抱えています。ただ、生きがいを持ち、イキイキと老後を過ごす高齢者だけが幸せに旅立っていくというものでもありません。

　人生は計画通りにいくというものでもないと言う養老先生は、「人間に必要なのは成熟すること」と説きます。

　この章では、高齢化社会の日本の現実と、そこで私たちは何ができるかということを考えます。

## 介護現場で起きる家庭内暴力

**小堀**　現場で最近、問題と感じていることの一つに家庭内暴力があります。僕が五、六年ぐらい診ている女性で、息子が献身的に世話をしている母親がいます。最初の頃は親孝行な息子だったんです。ヘルパーには頼らず、おむつも自分で替えていました。タクシーの運転手をしていて、一日に何回か自宅に帰ってくるのでしょう。

ある時、「お袋が腕をぶつけたんです」と言うから見てみると、両腕の上のほうが内出血で紫色になっている。「どうやって打ったらこうなるのか?」と不審に思い、家庭内暴力を疑いました。もし、ケアマネジャーがそれを通報し、虐待だということになると、行政によって、息子が接近禁止になることもあり得ます。

介護の現場での家庭内暴力は、幼い子どもへの虐待と同じと考えられない面もあるんです。母親は息子によって殴り殺されることがあるかもしれないが、これも状況によります。息子だって、母親が元気なうちはよくやっています。だんだんご飯も食べられなくなって、排泄の始末もしなきゃならなくなってくると、少しずつおかしくなってくる。それが限界に来ると、母親を殴るようになるんです。

僕は、息子が限界に来ると予想した時に、母親を施設へ入れて様子を見て、落ち着いたら自宅に戻す。そんなふうに対処しています。医療行為ではないですね。

お金がないと、ヘルパーも入れることができません。僕がやっていることは、二十世紀初頭の慰める医療が中心だったパリとあまり変わらないんです。

**養老**　二人きりだと煮詰まるから大変です。

**小堀**　息子は、一生懸命やりすぎて手の抜き方がわからなくなるんです。娘の場合は軽度の健康被害ぐらいでおさまることもある。女性は、子どもを世話した経験もあるからわかるのでしょう。

## 人が育つ大家族のススメ

**養老**　僕は結論は大家族がいいと思っています。なぜ単身世帯が増え、家族を持とうとしないのか。それは鬱陶しいし、面倒くさいからです。家族と一緒にいないほうが面倒なことをしなくて済む。だから、都会では保険会社が大きくなるのでしょう。保険は面倒なことの一部を肩代わりしてくれます。社会保障もそうです。でも、それだと人が育たない。楽をしたら必ず報いがあるのです。

苦労を抱えながらでも人間関係を保つことは、いざという時のある種の保障になります。相手の生き死にが自分に大きく影響する。それは二人称の死だからです。共同体の話は、世界中で問題になっています。アメリカで家族を描いた映画が多いのは、共同体がそこにしか存在していないからです。

ヨーロッパに行くと、ユダヤ人墓地がすごく大きいことに気づきます。人数が少ないのになぜ墓地が大きいのかというと、彼らにとって、墓は、死んだ人の家なんです。

プラハのユダヤ人墓地を訪れた際、墓石には小さく死んだ人の名前と出身地、死んだ日が書いてありました。そうして記憶に留める。ユダヤ人は、生きている人も死んでいる人も、全員が二人称の関係であるような共同体を作っているんです。死んだ人に戒名をつけて、生きている人から切り離す日本とは対照的でしょう。ユダヤ人が親戚縁者を大切にするのは、彼らがずっと孤立してきたからです。

日本人はユダヤ人のようなしつこさを持っていません。これからの大きな課題は、家族と共同体をどうするか。これは頭で考えてうまくいくようなものではないので、社会の状況を少しずつ変えていくよりほかないでしょう。生活の中で暮らし方から作り直していくしかない。

## 自殺は人間の不幸かもしれない

**小堀**　こういうこともあります。患者は、統合失調症の九十代の男性です。家は足の踏み場もないくらい散らかっていて、本が雪崩《なだれ》になりそうなほど積んである。僕が訪問する時に持っていく小さな折りたたみ式の椅子も広がらない。その男性とは、昔、陸軍の幼年学校に入ろうとしていたのですが、戦争が終わってしまった、なんて話をしているんです。

彼は、同じように統合失調症の息子と二人暮らしで、ずっと息子の世話をしていたのですが、腎臓がんになって、だんだん食べられなくなってきたから入院しました。だけど、「検査も何もいらない。すぐ帰る」と言う。死ぬ時は息子に手を握られて死にたいと。

世話をしてくれる父親が入院している間、息子は別の病院の精神科に入院していました。父親が退院する際、息子も退院させて自宅に帰そうとしたら、精神科の医者は、「父親が死に至るところを見せたくない。病状が悪化します」と言う。つまり、息子が自殺したら困るということなんでしょう。

**養老** 精神科の医者は、患者に自殺されるのを嫌がります。裏切り者！って。

**小堀** そう。それで僕が説明して、なんとか自宅に帰ってくることができたのですが、その時に考えたのは、たとえ自殺したとしても仕方がないと。父親が死にそうなのに、息子を長生きさせるために隔離して生かすというのは、治る見込みのないがんの末期患者に抗がん剤を打って生かしているようなことに通じる気がしたんです。死を無理やり遠ざけようとしています。

**養老**　自殺というのは、人間の不幸なのかもしれないですね。動物が自殺するのは見たことがないから。でも自殺しているのかもしれない。もう餌《えさ》は食わないとか。

**小堀**　僕の患者でも、百歳を過ぎて自殺を企てた人がいました。原因は定かではないのですが、世話をしてくれていた孫が亡くなって、ひ孫の世話になることを苦にしていたという話です。「長生きなんてするもんじゃない」と言う人も多いですし、「先生、死ねる薬はないですか？」と言ってくる人もいます。

だけど僕が見ている限り、人それぞれです。同じような状況でもそれを楽しめる人はハッピーそうにしています。

## 「命を終えるための医療」は認められない？

**小堀**　命を終えるための医療は世の中からは受け入れられていないと感じる出来事がありました。日本医師会雑誌の編集部から依頼されて、「終末期患者の医療」という特集に原稿を書いたんです。

そのタイトルを「命を永らえる医療から命を終えるための医療へ」としたら、編集部から「タイトルを修正してほしい」と言われました。最初はもっと直接的なタイトルをつけていたんです。「生かす医療から死なせる医療へ」と。でも、知り合いの看護師から「先生、死なせるというのはダメです。青酸カリを連想します」と言われて、それなら本人を主語にして「命を終える」ならいいだろうと書き換えました。それでも通らなかったということです。

死というのは忌むべき存在で、がん末期の人が家へ帰って死にたいと思っても、大家が、「やめてくれ、家で死なないでくれ」という話になります。世の中が死を忌み嫌っているから、次に入る人には、事故物件として家賃を下げなければならない。つまり社会は自分の家で死ぬことを認めていない。

**養老**　解剖ではそういうことは起きないんです。

**小堀**　講演してくれと言われて、僕は、講演会のタイトルを「あなたはどこで死にたいですか？」にしました。すると、このタイトルはちょっと、と言う。こういう反応は、今の日本の一般社会の常識の産物だと言えます。

# 「老い」とはどういうことですか？

## 老いを実感した時、どう対処するのか

**小堀**　僕は今、これといった不具合は感じていないけれど、体力の衰えは感じています。走っているとよくわかります。六十五歳くらいから年代別の大会で入賞するのが難しくなってきて、ある大会に出た時、ストップウォッチが狂っていると思いました。五キロのレースで、それまでは二十一分くらいだったのに、二十四分かかっていた。自分が感じるスピードは以前と変わらないんです。体感では衰えたとは感じない。だから怖い。

それで、自分でコントロールすべきだと思って、意識的に仕事を減らしてきました。週五日働いていたのを、週四日にして、最近は、さらに週一日は隔週で休みにしています。自分で気がつかないうちに体力が落ちているとしたら、脳の機能も落ちているに違いない。耳も少し遠くなっているに違いない。

会議や患者さんとの会話で不自由を感じることはないけれど、とにかく、老化が間違いなく来ていることはよくわかります。

**養老**　僕は八十歳になった時に、これまで引き受けていた役職をだいたい断りました。年寄りがやるより、若い人がやればいいと思ったからです。

衰えを感じるのは、本を読むスピードです。僕は東京に仕事で来る時、電車の中で本を読むのですが、読む量が半分になりました。目も悪くなっているけれど、当然理解も遅くなっています。虫の標本を作るのは自分でやっていることだから、いくらやっても楽しいのですが。

**小堀**　先ほども見せていただきましたが、顕微鏡の操作も細かいですよね。

**養老**　はい。かなり細かいところまで見ています。虫を触っていると、自分の調子がわかるんですよ。調子が悪い時は、標本を壊したり、なくしたりします。ピンセットで力を入れすぎて潰したり飛ばしたり。

午後になると調子が悪くなるとわかったから、午前中に細かい作業をやって、午後は慣れた作業しかしない。僕も、小堀先生と同じように、自分では落ちたと思っていないのですが、結果でわかります。最近、何度かそういう小さな事故を起こして、今日はここまでにしよう、と。若い時はそういうことを一切気にしていませんでした。

**小堀**　僕は目は悪くありませんが、耳は少し遠くなっています。全体で老化しているけれど、それぞれの速度が違う。

**養老**　僕は目が悪くて、眼鏡が三つあります。そりゃそうですよ。しょっちゅう目を使っていましたから。

## 長生きの秘訣

**小堀**　長生きの秘訣をよく聞かれますが、やっぱり親が長生きかどうかが大きいのではないでしょうか。

**養老**　うちの母親は九十五歳で、祖母は百歳まで生きました。

**小堀**　一つ気になっていることがあって、同級生たちのグループで優秀な人たち、僕が机を並べていた時は、口もきいたことのないような人たちのグループと、落ちこぼれ、というと語弊がありますが、わりとのんきにしていたグループを見ていると、優秀な人たちのほうが、生き残り率が高いような気がするんです。

**養老**　なんででしょうね。

**小堀**　わからない。世の中のエリート志向に拍車をかけるつもりはないんだけど、高学歴で大きな会社の社長をやったような人がピンピンしているんだよね。激務だったと思うんだけど。

**養老**　肉体的に無理をしていない可能性はありますね。重いものを持つとか、本来動くべきでない時間に動くとか。

**小堀**　そんなに差があるとは思えないんだけど。

**養老**　もともと元気で丈夫だから勉強もよくできたとか。がんがあっても大丈夫な人とそうではない人もいますし、体の弱い人が丈夫な人の真似をしたら逆に良くないということもあります。

寿命はよくわからない。僕の同級生もだいぶ死にましたけど、どういうやつが先に死んだかなと思うと、なかなか簡単には言えないですね。活動的なやつが先に死んじゃったり、健康にいいようなことを何もしていない人が残っていたり。一般論がないから、やっぱり運なんじゃないですか。

## 健康診断は必要ない？

**養老**　「健康ですか？」と聞かれることがあるのですが、そもそも僕は健康と

いうのがわからない。持病がある人はどうなるんでしょう。その人にとっては
それが普通の状態です。
病をネガティブなものとして遠ざけようとするのもどうかと思います。僕は
健康診断を受けていませんし、病院にもほとんど行っていない。

**小堀**　僕は医者として、年一回は、最低限求められる検査を義務としてやって
います。胸部のレントゲン、血液検査と尿検査、それから心電図です。だけど、
それ以外はやりません。
目がゴロゴロしたら眼科に行くとか、その程度。痛いとか不具合があれば医
者に行きますけど、今のところ不具合はないので。ただ、逆流性食道炎の傾向
があって、しょっちゅう咳をするんです。それは十何年も前から。「先生お大
事に」っていつも言われています。

**養老**　僕もそれに近くて、医者にかかる基準は、一週間同じ症状が続いている
か、あるいは悪化しているか、です。急性胃炎を起こしやすいのですが、自分
でどういう時にそうなるかがわかっているから、市販の薬を一回だけ、しかも

容量いっぱいは飲みません。だいたい半分くらい。自分で調節しています。
風邪の時に風邪薬を飲んで調子が良くなっても、薬のおかげなのか、自分の調子が本当に良くなっているのかがはっきりしません。それを続けていると、日常で自分の身体の調子がわからなくなってしまう。
年寄りが病院に行くと、最近は薬をいくつも出されるけれど、全部飲んでいたら、自分の調子がいいのか悪いのかがわからなくなったりするでしょう。

**小堀**　七十五歳以降、検診はやめたという人が近くにいますが、ここから先は、無理に病気を見つけて痛い思いをしなくてもいいということでしょう。僕もそのタイプです。がん検診もしません。何か症状がある時は医者に行って調べる。

**養老**　僕も調子が悪いと思ったら自分で調整します。食べる量を減らすとかね。この前、がんで手術をした後輩から「先生くらいの年齢だったら、きっとがんの三つ四つはありますよ」と言われましたが、「だから検査に行かないんだよ」と。「知らぬが仏」って昔から言うじゃないですか。
「がんになったら受け入れますか？」と聞かれるのですが、受け入れるも何もしょうがない。なる前に戻せと言っても無理な話だから。

## 闘うがんと闘わないがん

**小堀**　「がんは切らないほうがいい」という考え方もあります。ただ僕は、知識のない人が鵜呑みにするのは危険だと思っています。そんなに簡単なものではなくて、切らなくても治るがんもある、と。

例えば、前立腺がんは九十歳、百歳の人なら、大げさに言えばみんなあるんです。がんを六十歳の時に見つけて手術しても無駄かもしれない。身体に強い影響を及ぼさない種類のがんがあることは確かですから、切らないことにも一理あるんです。だけど、全ての前立腺がんがそれで済むかというと、そうとも言えない。がんが見つかる前に、腰が痛くて医者に行ったら全身の骨に転移があったと。それで一カ月ぐらいで亡くなることもあります。

つまり、小さい前立腺がんが見つかっても、どういうがんかはわからないんです。だから、小さながんは手術しなくていいということにもなりません。

**養老**　近藤誠先生は「がんと闘うな」と言っていますが、「闘うな」はいい表現だと思います。がんは異物ではなく、自分の細胞だから身体は放っておくでしょう。自分を敵にしないほうがいい。

**小堀**　それはわかります。もう二十年以上前のことですが、がんで亡くなった江《え》國《くに》滋《しげる》さんが「おい癌め　酌《く》みかはさうぜ　秋の酒」という句を読んでいます。自分の身から出たものと闘う気はしない。健康そうに見える人でも、人間の身体の中で共存していることがあります。そんなことを普段は意識していませんから。

**養老**　免疫系が弱っているとがんは潰せない。だから、がんを起こす人は何度も別のがんになる可能性もあるんです。年を取ったら増えるのは当たり前です。生態系はみんなそうです。虫が入ってくると農薬を撒いたりしますが、全く無駄です。結局共存するしかない。適当に共存するしかないんです。

## それぞれの世界で満足して生きる

**小堀**　最近（二〇二〇年一月）公開された、『男と女　人生最良の日々』という映画を見ました。一九六六年に公開された『男と女』とは、主演俳優のジャン・ルイ・トランティニャンも女優のアヌーク・エーメも監督のクロード・ルルーシュも同じ。監督は、僕たちと同学年です。

レーシングドライバーだった男が認知症で、かつて愛し合った女性と再会するというストーリーですが、八十代の監督にとっては、この映画を作ったことが人生最良の日々だったでしょう。だけど、人生の晩年はそういう華やかなものばかりではありません。一人一人、それぞれの世界で老人らしく満足して生きる。そういう世界を僕はたくさん見ています。

患者に、若い頃に学校に行っていなくて、字を覚えたいと言う女性がいました。それでコクヨの子ども用の大きなマスのついたノートを用意して、新聞や雑誌から一つ一つ字を書き取って覚えていました。書いて、カナを振って。

僕の役目は、読めない字を説明することでした。「葵《あおい》」という字があるでしょう。「どんな花か？」と言うから、「今度、デジカメで撮ってくるよ」と言って。だけど結局、会えないまま亡くなりました。だから、少し心が痛むんです。空手形《からてがた》になってしまいましたから。でも、その人は非常にハッピーに暮らしていました。

森鷗外は老人が老人らしく生きることを『妄想』という小説に書いています。その女性は字を覚えることで非常に満足していたと思います。

**養老**　ホスピスに勤めている女医さんのインタビューで、ホスピスで一番元気そうにしているのは、その日その日を楽しんで生きる人だと言っていました。よくわかります。その人たちにとっては今しかないんだから。死ぬことを考えても仕方がない。今日一日どうやって暮らすかを楽しんでいる。要するに、それが生きているということです。

**小堀**　内閣府主催の高齢者向けのフォーラムがあって、二十分間の講演を依頼されたんです。当日、もう一人の講演者は九十二歳の老舗旅館の女将でした。

僕はなぜ自分が選ばれたかがわかりました。八十二歳で自分で車を運転して往診している僕とその女将とを並べて、こういう元気な人もいます、と国民の皆さんを勇気づけようという催しなんです。それで僕は反対のことを言いました。

**養老**　何て言ったんです？

**小堀**　国はそう思っているかもしれないけれど、そういうものではない、と。私が見ているほとんどの高齢者は、お金がない、健康にも恵まれない、社会の支援もないという人たちで、そんな人が我々を見て力づけられるわけがないでしょう、と。なので、もう来年からは呼ばれないと思います。

でも、恵まれない人でもその人らしい豊かな老後になるのは間違いないんです。そういう例もたくさん見ています。

# 医者の仕事って何だろう？

## 医者のリスク

**小堀**　学生の頃、神経内科の冲中重雄《おきなか》先生が最終講義で、「自分の誤診率は何%だった」とおっしゃったんです。ただ、それは全て取り返しのつかないような間違いだったわけではないのですが、細かい神経の疾患の中で、ここがやられていると思ったら隣がやられていたとか、そういうものも含めての話でした。

最近のように患者を取り違えたとか、腎臓の悪くない人の腎臓を取ってしまったという手術時のミスと、冲中先生が言ったような誤診とはまた分けて考えないといけないと思います。

**養老**　一番大変なのは産科です。障害のある子が生まれたりすると、訴訟になることがあります。産科の先生に真面目に言われたことがありますよ。「こんなに訴訟をやってばかりいたら、産科の医者がいなくなります」って。

余命告知もどんどん短くなっているんです。一年と言って、六カ月で死んだらヤブ医者、と怒られるから短めに言うんです。

**小堀**　検診で見つからなかった胃がんが何年か後に見つかった、というのは、僕も難しいと思います。

**養老**　そんなの見落として当たり前ですよ。そこまでチームがうまく回るはずはないんだから。健康診断なんて何件もやるわけでしょう。しかもいわゆる健康な人を診るんだから。

**小堀**　で、ほとんどが何もないからね。

**養老**　そうするとどうしても慣れが出ます。だから、医者はやっぱり具合が悪いから診てもらうのが正しいんです。元気なうちに行く必要はない。

東大病院の外来でケンカしているのを見かけたことがあります。「検査の結果、あなたはなんともありません」と言われて、患者が、「でも先生、私は具合が悪いんです」と訴えていました。

それを見て、「医者の仕事って何なんだろう」と思いました。適当に言っておけばいいんです。昔はそういうふうにしていました。うちの母なんか結局そうです。八十歳過ぎるまで医者をやっていたんですから。「先生のお母さんは偉いですね」と言われましたけど、誰が死にそうな医者に診てもらいたいですか。要するに相談相手なんです。

**小堀** そういうことを求める患者さんも多いです。これも人間関係ですから。

**養老** 国際学会の発表で、献体を希望する人の理由を調べた発表があったんです。一番多いのが、お医者さんの世話になったから、医学の発展の役に立つならというもの。第二位は、ちょうど逆で、医療でひどい目に遭ったからもうちょっと勉強してもらいたい、と。で、五位ぐらいに、本当に面白いと思ったのが、遺族に対する面当《つら》てという回答。生きている間大事にしてくれなかったから、解剖に行ってやると。こういう感情は世界共通にあるんです。

## 患者と医者は、一蓮托生

**養老**　日本で余命告知をやるようになったのは、ここ二十年くらいのことです。アメリカでやっていることが全部日本に入ってきています。要するに、医療訴訟を避けたいからです。

外国を旅行後に亡くなった患者さんの遺族が、医者を訴えたことがあるんです。「がんだと告知してくれたら外国旅行には行かなかった」と。それはこじつけです。でもそういう問題が起こる。

**小堀**　僕もある程度告知していましたが、患者は、東大病院に来るまでにいろんなプロセスを経てくるから、最初から告知をして、という記憶はないですね。病院に来た時は、皆さんわかっていました。

**養老**　ある男性患者が、放射線科の医者のところに行った時に、彼の奥さんが

「先生、放射線をかけるってことは、主人はがんなんじゃないですか？」と聞いたんです。すると、ご主人が奥さんに、「おまえ、先生に向かってそんなことを言うもんじゃない」と。そういう時代でした。本人はわかっているんです。いわゆる「あうんの呼吸」です。そういう意味では深みがなくなっています。

僕は患者と医者は、一蓮托生《いちれんたくしょう》でいいと思っています。あいつが間違ったらしょうがないよ、と。だから、信頼できる医者を選ぶことが大事なんです。でも、それが意外と難しい。現代人は、相手がこうだから信用できると考えますが、それは信頼ではない。

セカンドオピニオンという言葉も聞きますが、これもまたどっちでもいいよという話。そんなことを言う人は、本当の意味で考えたことがないんです。修羅場を踏んでいない。運もあります。戦争で隣のやつには弾当たったけど俺は当たってない、とか。本当に一歩の違いで起こりますから。だからせめて、神社でお賽銭を入れるんです。命がけで生きてやってきたら、最後は神頼みなんです。

余談ですが、有名なのはアメリカのレーガン大統領の星占い。あれだけの責任を持たされると神様に保証を求めるしかない。そういう修羅場を通った人は、運が大事だとわかっているんです。

だから、長生きしないと損なんです。ものがわからない間に死んでしまうから。それはうちの母親が時々言っていました。昔の人は長生きも芸のうちって言ったんだよ、って。

## 人間の歴史は病との共存

**小堀**　新型コロナウイルス（COVID−19）について、僕は全く素人です。臨床医としてではなくて、漠然と考えているのは、インフルエンザC型が新たに出てきて、まだ治療薬がないので死亡率も高いということ。だから、どんどん増えると思います。

現在、世界中が非常にパニックになっているけれども、起こっている事態としてはそういうことだと思います。日本も検査をすれば感染者数はどんどん増えるでしょう。インフルエンザも、日本では春になると減ると言うけれど、アメリカでは春になっても全然減っていません。それと同じです。

**養老**　僕は、共存することになるだろうと思います。SARS（重症急性呼吸器症候群）みたいに消してしまうわけにいかないでしょう。症状が軽い場合が多いから。エボラ出血熱が広がらなかったのは、死亡率が高かったからです。罹った人がほとんど死んでしまう。死亡率が低いと、症状のない患者さんが出歩くからひとりでに広がるんです。

**小堀**　まさにそうです。すでにインフルエンザとは共存しています。

**養老**　最終的には仲良くするしかないんです。新型コロナウイルスの画像がテレビでも出回っていますけど、あの大きさで人間を書いたらどうなると思います？　たぶん、足が地球にあって頭が月に行きます。ということは、あれが人間の中でどういうふうにくっついてどこで動いているかわかるわけがない。

それが、現代人の一番大きな錯覚の一つです。サイズで考えたらすぐわかる。

地球儀に書き込んだらどのぐらい小さい点になるか。そういう実感を持たないようになっています。

**小堀**　共存という言葉は、要するに、死ぬ原因と今、生きていることの兼ね合いです。例えば、九十、百歳の多くの人はすでにがんと共存しているんです。早く見つけて手術しなくてはいけないがんと、共存して放っておいていいがんと区別がつかないから、近藤先生みたいな「闘うな」という説も出てきます。

しかし、四十、五十歳の時に最初から手術を回避する判断をしていたら、後悔する可能性もあるでしょう。それはやってみないとわからない。最後まで行ってみないと。

養老先生が言われたような共存という意味では、人間はがんとも共存してきたと言えます。つまり、医療の夜明けの時代は手術もできない。そういう時は共存しかない。人間の歴史はそもそも病との共存で成り立っています。つまり死との共存です。

**養老**　僕ら日本人は欧米系の医学でやっていますから。アジアは欧米と少し違う。文化的な背景があるからそんな無理しないでも、という発想をします。

**小堀**　僕はそもそも人間を助けるために医者になっていますから、臨床医が最初から「共存しろ」と言うのは困ります。若い人たちには、インフルエンザC型として、日夜研究して克服していただきたい。医療とはそうあるべきだと思っています。でも結果として、僕みたいに死に近い年になってみれば、これは共存だという発想でも良いと思います。

**養老**　僕はこれまで、できるだけ都会に張り付かないでくださいと言ってきました。現代人にも参勤交代を勧めています。

人の考え方も変わらないといけないし、考え方の基礎には感じ方があります。そうすると、嫌でも無意味なものに触れないとならないんです。人間にとって無意味だと思われるもの、例えば自然を相手にすると、際限がない。夢中になります。

人間はすぐに成果を求めます。仕方がない面もありますが、できるだけそれは抑えなくてはいけないんです。

宗教はそのためにありました。神様の視点で見るというか。これから、日本でも宗教の機能が再発見されていくと思います。人間はそういうものを必要としていることは明らかなんです。今の観光ブームがそうです。観光地は京都にしても鎌倉にしても、基本的には宗教的雰囲気を持ったところです。パワースポットは典型的にそうで、新たな聖地です。それをバカにするのは、人とはどういうものかという理解が浅くなったからだと思います。理性的な社会を作ったから。理性は感情に従属しているんです。

## 死を怖れず、死にあこがれず

**小堀**　僕にとって生と死の境目は、非常におぼろげなものになってきています。詩人の茨木《いばらぎ》のり子さんの「さくら」というタイトルの詩に「死こそ常態　生はいとしき蜃気楼」という一節があるんです。わかる気がします。

養老先生がおっしゃっているように、人は必ず死にます。蜃気楼みたいなもので、明日死ぬかもしれないし、百歳まで生きるかもしれない。不確実なものですから。

**養老**　生は儚い。

**小堀**　僕は八十二歳になったけれど、常にそういう思いで、生の後ろに死、死の後ろに生を見ています。「死を怖れず、死にあこがれず」です。

ただ、我々は今のところ、どこも悪いところがないから。いつ死のうか、というところまではいかないけれど、明日の朝、目が覚めないということがいずれあるかもしれません。僕は独居だから、民生委員が僕のところに見回りに来ます。介護保険を使っていない八十代の独居は、一番その可能性が高いんだそうです。

**養老**　うちは独居じゃない。猫もいるし。

**小堀**　猫で思い出したのですが、八十代でこの一年間で一〇回くらい入院した人がいるんです。原因不明の心臓発作を起こすんです。だけど絶対に施設には入らないと。こうちゃんという猫を飼っていて一緒に暮らしたいと。それで僕が診るようになったのですが、お金がないから自宅に暖房がない。だけど、猫のための小さなこたつはあって、そこでこうちゃんは暖かそうにしている。

糖尿病の薬を処方して、二カ月に一回くらい採血します。こうちゃんのファンのことで近所の人からクレームが来れば僕がとりなしに行く。「こんにちは」と挨拶をしたりしてね。そうやって、終わりに向かって歩いています。

僕はあまりセンチメンタルなことは言いたくないし、「元気をもらう」とか、「寄り添う」とか、「癒やし」とか、そういう言葉は嫌いで決して使わないけれど、今日は調子が悪いと思っていても、そういうひと時を過ごすと、元気になることは確かです。

## 「どこで死ぬか」と考えても変わる

**養老**　僕が定年前に退職したのは、五十代の時に具合が悪くてレントゲンを撮ってもらったら肺に影があると言われたことがきっかけです。がんじゃないかと言われて、死を具体的に考えました。肺がんだったら、もう虫を捕る暇がなくなる。仕事なんかやってる場合じゃない。やりたいことをやろうって。

今は、わからないと思えば、朝起きて、電子顕微鏡で見る。自分の中で「こうじゃないか」という仮説がありますから、それを確認するんです。毎日疑問があって、それを解決したいだけ。発見の喜びとは、そういうものです。

それがうれしかったらやめられない。中毒になります。「これもわかりたい」「あれもわかりたい」となってくるんです。誰かに頼まれたわけでもないし、論文を書くためでもない。それができれば、たぶん、誰でも学者になれます。

人間は社会性動物だから、社会の中で自分はどうか、というのが非常に大きいけれど、僕はそもそも社会の価値観をあまり信用していないんです。子どもの時から、「みんなそう言っているけど本当にそうなのか？」といつも疑っていました。やりたいことというのは、自分がやり残していることです。そういうことをしっかり計画すればいいと簡単に言う人もいますが、そんなの面白くもおかしくもない人生です。

**小堀**　僕は、外科医としての四十年間の「生かす医療」と、今やっている「死なせる医療」でいったら、それはやはり前半の四十年間です。あの緊張感と陶酔感は、今の医療にはないですから。僕にとって命をかけた医療と言えば、あの四十年間に勝るものはないんです。

**養老**　小堀先生は、若い頃に思う存分やったからとてもいい。最初は病気を見ていて、次は人、そして社会、国を見る。今でも医療に命をかけていますね。それだけの仕事をやったから、人生には別の面があるということもわかるのでしょう。

**小堀**　それぞれに人生があって、それぞれに望む死に方があって、それが面白い。

**養老**　僕も肺がんかもしれないと言われていなかったら、やりたいことがもう少し遅れたかもしれません。昔、官僚の定年が五十五歳だったのは、そこから第二の人生ができたからです。次の人生をどうするかは五十代の初めに考えるべきなんです。かっこいい言い方をすれば、絶えず自分を育てるということです。

今は普通の人の生き方が難しくなっている。昔はえらい人が大変だったのですが、今は逆です。修羅場を踏むと多くの人は成熟していきます。「成る、熟す」です。自分がより豊かになる。

「どこで死にたい」と予《あらかじ》め考えていても、自分は変わります。今の自分は絶対ではありません。こういうふうにすればいいと言う人はいますが、教科書通りにいくはずがない。僕はその場その場で考えます。誰も自分の死体を見ることはできません。だから何も心配することはないんです。

# 文庫版おわりに

養老さんと「生と死をめぐる対話」を行ってから四年の年月が過ぎ去ったが、我々に唯一共通する「死者の目線」が健在であることを今年正月にNHKBSで放映された特集番組で知った。そもそも、NHKが正月の長時間、養老さんの日常を伝えるということは、多くの視聴者が養老さんの「死者の目線」でとらえた鎌倉の自然やブータンの人々に心を奪われるからであろう。

養老さんの「生と死」は、解剖学者として若い時から身近にあった何百体の屍体と壮年期に肺がんと疑われた経験と我々の対談後の二〇二〇年六月に発症した心筋梗塞であろう。東大病院のＩＣＵのベッドに横になりながら、病院で死ぬのも悪くないと考えられたと聞いた。この時対談相手の顔が浮かんだか否かは聞かなかった。

今年に入って伊藤比呂美さんの『森林通信—鷗外とベルリンに行く』（春陽堂書店）と『切腹考 鷗外先生とわたし』（文春文庫）を読んだ。いずれも森鷗外の「生と死」を論じたものであるが、私は著者宛に「これは伊藤比呂美さんの『生と死』で鷗外は道づれに過ぎない」という感想を書き送った。その目で見ると養老さんの「生と死」の道づれは虫で、私の道づれは、訪問診療で関わった七〇九名の死者である。

養老さんとの対談本の後記に素人が昆虫について記すことは暴挙と思われる読者が多いと思われるが、最後までお読みいただきたい。

蝶は種類によって卵を産みつける植物が決まっている。モンシロ蝶はキャベツの葉、アゲハ蝶は柑橘類の葉に必ず産卵する。孵化《ふか》した幼虫は親の指示した植物の葉を食べて脱皮をくり返し、時には何百メートルも離れた納屋の軒下など、冬の寒さや天敵である鳥類による捕食から避けやすい場所に移動して蛹《さなぎ》となり、やがて色鮮やかな蝶となって天空に舞い上がる。

私の印象に残っているのは、この蝶の生態を解説した子供向けと思われるテレビ番組で、キャスターの「動物は生きるすべを親から学ぶことができるが、昆虫はそれができない。それなのに何故？　これほど神様の存在を感じさせる事実はない」というコメントである。

このキャスターはカトリック系の学校から一流大学に進学した経歴を有する人物で、そのような成績優秀者は教職員である神父から洗礼を受けてカトリック信者となるように強く勧められるのが常である。

翻《ひるがえ》って養老さんも栄光学園というカトリック校で成績優秀な少年期

を送り、同じような体験を重ねていることが推察されるのである。正月に放映されたNHKBSの番組の中で、かなり長時間にわたって養老さんが鎌倉のカトリック教会の中で（心なしか）安らかな表情で語る場面があったが、ここは昔から馴染みのある場所であると言われていた。

東大医学部で我々の先輩に加藤周一氏がいる。彼は沖中内科の俊英として医学の世界でも業績のある方であるが、「知の巨人」といわれる評論家、思想家でもある。その彼が死の数カ月前にカトリックの洗礼を受けたことについて、多くの識者が「死への恐怖」「葬儀の簡素化」など種々の解釈を行った。欧米では当然でも、我が国では知と神の存在は両立しないからである。私が腑に落ちたのは、海老坂《えびさか》武氏の「加藤さんは超越という言葉が好きで、自分を超える何かに対する希求が常にあった」という説明である。

養老さんが虫に「自分を超える何か」を見ている可能性はないだろうか。

二〇二四年四月

小堀鷗一郎

# おわりに

二〇一八年五月に拙著『死を生きた人びと　訪問診療医と355人の患者』が出版されてから、いくつかの出版社から続編刊行のお話があった。私は向こう十年間本を書くまいと心に決めていたので、全てお断りしたが、祥伝社の沼口裕美さんは粘り強くいくつかの代案を用意して交渉に来られ、最終的に対談本を考えることとなった。

次は対談の相手をどなたにお願いするかという問題である。二時間の対談を四回行う必要があると言われて、候補に挙がった何人かの顔が消えた結果、養老孟司さんにお引き受けいただいた。

養老さんにとっては迷惑な話であったかもしれないが、と書きたいところではあるが、そうでないことが、対談してみて判明した。彼はすでに数え切れないほど多くの人物と対談をしてきたが、誰とどういう内容の話をしたか、細かい記憶はないようであった。そもそも対談という形式への関心が薄いのかもしれない。

養老さんと私は高校を卒業する時点では同学年であったが、東京大学医学部を卒業した時は三学年の開きがあった。彼は中学、高校時代を栄光学園という進学率の高い有名校の優等生として過ごし、そのままストレートに一回の取りこぼしなく東大教養学部理科Ⅱ類を経て医学部を卒業した。

一方私は、成城学園という勉強とは無縁の〝学び舎《や》〟から合計一五回の入学試験を乗り越えて最終的に東大医学部を卒業した。三学年違うと同じキャンパスにいながら相識《あいし》る機会がないから、養老さんとは今回が初対面である。

初対面の日から、養老さんは〝養老ワールド〟から一歩も出ない人であることが判明した。私が〝小堀ワールド〟から一歩も出ない人間であることは、物心ついて以来自覚しているから、対談が成り立たないのではないかと危惧したが、案に相違して支障なく進行した。

三回目の対談は小雪の舞う箱根の「養老昆虫館」で行われた。対談の最中にふと見ると、養老さんが顔をテーブルに密着させている。昆虫観察のため、特殊にあつらえた超拡大鏡でテーブルクロスの繊維を観察していたのである。「少年老い易く学成り難し」という格言は養老さんに限ってはは当てはまらない。

変幻自在に飛び交う養老ワールド、小堀ワールドが偶々《たまたま》近接した時に触媒として働いたのは、養老さんが解剖学者としてスタートして以来持ち続けてきた、そして私が医師人生の最後の十五年に身に付けた「(究極の弱者である)死者の目線」であった。

「生と死をめぐる対話」とも言うべきこの書が読者のこれからの人生

に多少とも意味を持つとすれば、それは我々の「死者の目線」に帰するものであろう。

二〇二〇年五月

小堀鷗一郎

## 養老孟司 （ようろう・たけし）

1937年、神奈川県生まれ。東京大学名誉教授。解剖学者。医学博士。

1962年、東京大学医学部卒業後、解剖学教室に入る。

1995年、東京大学医学部教授退官後は、北里大学教授、大正大学客員教授を歴任。

京都マンガ国際ミュージアム名誉館長。

1989年、『からだの見方』（筑摩書房）でサントリー学芸賞受賞。2003年、毎日出版文化特別賞を受賞した『バカの壁』（新潮新書）は450万部を超えるベストセラーに。

大の虫好きとして知られ、昆虫採集・標本作成を続けている。

他の著書に『ものがわかるということ』（小社）、『唯脳論』（ちくま学芸文庫）、『ヒトの壁』『遺言。』（共に新潮新書）、『なるようになる。』（中央公論新社）など多数。

## 小堀鷗一郎 （こぼり・おういちろう）

1938年、東京都生まれ。医学博士。東京大学医学部医学科卒業。

東京大学医学部附属病院第一外科、国立国際医療センター（現国立国際医療研究センター）に外科医として勤務した後、埼玉県新座市の堀ノ内病院に赴任。

訪問診療医として700人以上の看取りに関わる。

著書に『死を生きた人びと　訪問診療医と355人の患者』（みすず書房）、『死を生きる　訪問診療医がみた709人の生老病死』（朝日新聞出版）。

訪問診療の活動を追った映画『人生をしまう時間《とき》』が2019年公開され、
話題になる。祖父は森鷗外。

装丁・本文デザイン　坂川朱音（朱猫堂）
ＤＴＰ　（株）キャップス
編集協力　今泉愛子
撮影　徳永彩（KiKi inc.）

本書は、2020年7月、小社より単行本『死を受け入れること――生と死をめぐる対話――』として刊行された作品を、加筆・修正のうえ、文庫化したものです。

祥伝社黄金文庫

死《し》を受《う》け入《い》れること
――生《せい》と死《し》をめぐる対話《たいわ》――

令和 6 年 6 月20日　初版第 1 刷発行

著　者　養老孟司《ようろうたけし》　小堀鷗一郎《こぼりおういちろう》
発行者　辻 浩明
発行所　祥伝社《しょうでんしゃ》
〒101－8701
東京都千代田区神田神保町 3－3
電話　03（3265）2084（編集部）
電話　03（3265）2081（販売部）
電話　03（3265）3622（業務部）
www.shodensha.co.jp
印刷所　堀内印刷
製本所　ナショナル製本



ISBN978-4-396-31849-9 C0195